U0295743

疾病
王国中
的
身体生活

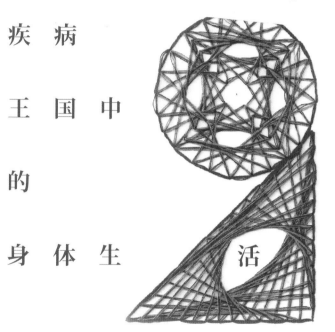

钟玉玲　著

上海三联书店

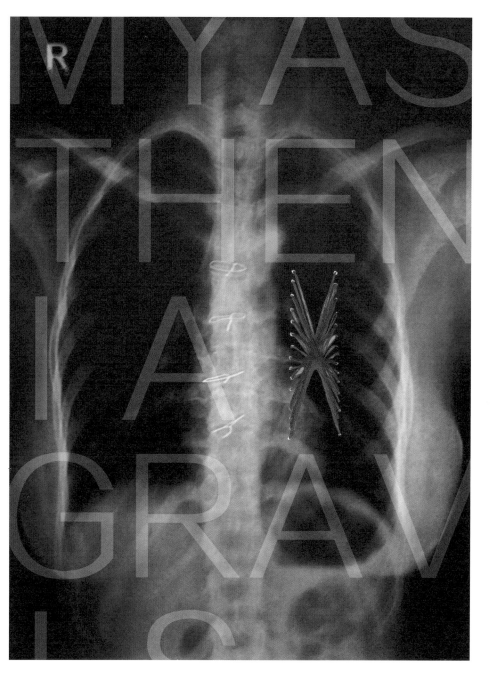

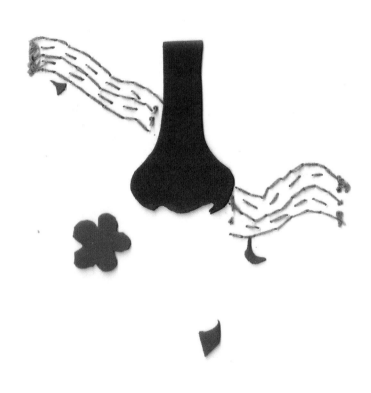

# 序 一

阅读和创作，本是相辅相成——从阅读中吸收养分，藉创作确立自己的所见所想，为别人带来启发，从而让知识深化广传。年轻人创意无限，对世界往往有独到的见解，新鸿基地产透过"新阅会"推广阅读，而当中的"年轻作家创作比赛"，特别鼓励青年踏出创作的第一步。

由新地与三联书店合办的"年轻作家创作比赛"，自二〇〇六年举办以来，至今五届共收到逾七千五百份参赛作品，当中有四十一位青年作家脱颖而出，出版了首部个人著作。今届，比赛更扩阔地域，由香港及内地延伸至澳门及台湾。两岸四地共收到二千多份参赛作品，内容各具特色，香港参赛者创意无限；而内地的年轻人文字功夫扎实，作品具历史传统色彩；至于台湾的作品就充满本土情怀及文化气息；来自澳门的作品则尽见小城地道风貌。虽然风格和题材迥异，但各地年轻人都拥有同一样的创作热诚。今届，我们更喜见不少千禧后的参赛者，而优胜者当中最小的更年仅十三岁，证明阅读及写作的文化能够薪火相传。今届参赛作品的形式或题材，种类都非常丰富，有小说、散文，甚至是绘本，以崭新的角度及多样化的笔触，刻画各地的人文风景，字里行间更勾画出年轻人眼中的世界，令我们了解他们的洞见与思维。

创作是一个历炼与反思的过程，我们期望年轻人不但要多阅读汲取知识，更鼓励大家在整理当中的所思所想后，撰写成文甚至成书。今天网络联系日益发达，与透过阅读传承知识的力量起着相辅相成的作用，年轻作家们不妨多利用网上媒介，推广自己的新书之余，更可实时与各方交流，汲取意见。

藉此感谢合作伙伴三联书店积极统筹比赛，亦感谢两岸四地的一众专业评审，为新晋作家提供宝贵意见及亲身指导，令他们的作品更臻完美。冀望优胜者以今次出版的第一部作品为起步，继续发展创作事业，也希望有更多年轻人交流阅读及生活体验，广传阅读风气，以生命影响生命。

**新鸿基地产主席兼董事总经理**
**郭炳联**

# 序 二

俗语说：十年磨一剑。

当一件事持之以恒，努力不懈地坚持十年，纵没有大成，想必也有小成吧！

三联书店与新鸿基地产合作的年轻作家创作比赛，不觉已办了五届，至今刚好十年。我认为它的价值不仅仅在于发掘了多少位新晋作者，又或参赛区从香港扩展至内地，以至台湾及澳门；而是在于它提倡的一种创新精神，自由意志，及现代鲜活的表述方式。参赛者不拘一格，不须理会市场，随心出发，用自己擅长的体裁，向内心世界及时代进行探索，因此屡屡为我们带来惊喜！

当然，比赛结果之所以让人期待，与一众出色的跨界创作人评审团的慧眼是分不开的。他们从数以千计的作品中，筛选出具潜质的作品，并透过个别辅导，耐心培育。然后再由编辑、设计等专业团队进行细致打磨，让获奖者得以尽情发挥。

本届在"发现"的主题下，我们看到获奖者的题材同样精彩纷呈，既有百年中国的图像解读，半纪实的台湾原住民小说，为动物生存状态发声；也有个人与时代的青春记忆，香港新移民的身份认同，同志爱的艰难处境，徘徊生死的病人自省，以及洁癖者的世界。在此预祝他们的心血之作，能获得读者的喜爱！

最后，我想感谢新鸿基地产十年来对本计划的投入与支持，不但为出版业界发掘新人，也为创意带来一阵清风！

三联书店（香港）有限公司总经理
李家驹博士

# 目　录

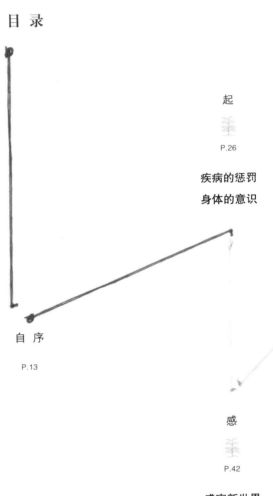

起

P.26

疾病的惩罚
身体的意识

自　序

P.13

感

P.42

感官新世界
头发
妈妈的手
疼痛的苦难
衰老与死亡

思

P.128

自我改造
看不见的脸
身体之美
残肢展览会
疾病的浪漫化

人

P.88

植物人的玻璃眼睛
午夜的大悲咒
手臂上的十字架
女体

术

P.176

透视身体
超越中与西
真实的人类

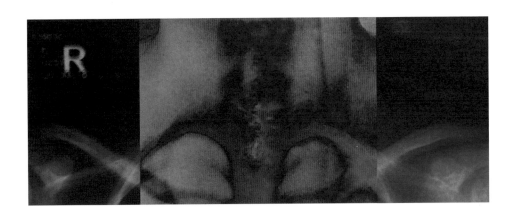

# 自 序

在我过去二十多年的人生当中，没有一件事比患上重症肌无力这种罕见病更让我刻骨铭心。这是一种由神经—肌肉接头处传递功能障碍所引起的自身免疫性疾病。早在两三百年前，英国已经有该病的确诊记录。但社会普遍对它了解较少，当时许多来探病的人甚至误以为我和霍金一样成了"渐冻人"。时至今日，每两万人当中就有一个人患上这个病。当我从医生口中得知这些资料，不知可悲还是可笑，只能感叹应该早点买张彩票。

从来没有认真关注过自己身体的我，只有从患病的一日起，才被一种史无前例的身体变化所震撼。我彷彿进入了新的世界，身边的人事景物全部发生了改变。我在医院里躺了接近两个月，急诊室、手术室、重症监护室（以下简称 ICU）、病房，我在不同的科室流转，经历了之前从未经历的人生。尽管病情几度病危，但最后还是活了下来。我的身体在时刻被监控，但灵魂还是自由的，也是唯一掌握在我手中的。那时，除了思考，我什么也做不了。

多次徘徊在生死边缘、旁观病友的生离死别、情感崩溃，让我深切体验到健康和疾病两个国度重叠下的阴影与光明。如果用人类学家阿诺德·范·盖内普（Arnold Van Gennep）[1] 在进行仪式研究的话语来阐述，生病这段时间，我是处在自己人生当中的分离阶段，那么，在康复的过程中，则是进入了阈限阶段，身份不明、界限模糊，在自我与社会的漩涡中挣扎。尽管我从病魔的手中逃脱，但我并未从死亡的意识中转身。但也正是这种边缘赋予我特殊的视野，冷静地观察自己的身体和疾病，分析社会的身体和苦痛。

苏珊·桑塔格（Susan Sontag）曾在《疾病的隐喻》（*Illness as Metaphor*）中写道，疾病是生命的阴面，患者除了承受疾病的痛苦，还要蒙受其社会性的隐喻之苦。尽管极为不可能，但她依然竭力提出患者应该极力抵制这些隐喻性的思考。

当疾病加剧了身体与精神的撕裂，在康复中我开始关注身体，特别是性别本身，不再仅用眼睛凝望身体，而是去感受身体传递的信息。我试图实践桑塔格的箴言，用"他者"的角度对身体作一次自省式田野调查：疾病是一种身体和自我世界的双重失控，除了通过思考直面残酷的疾病本身，没有任何消弭本质和现象之分裂的办法，治愈不是为了重新回归为原有的自我，而是成为全新的一个。通过走进他者的世界来反思本土文化是人类学研究目的之一，对自身疾病的民族志描写，也是我反思生命意义的途径：我的背后拖着长长的阴影是因为我站在阳光之下。

另外一位激发我以身体作为田野点，最终写下这部由疾病所引发的思考之自传民族志 (auto-ethnography) 的是美国人类学家罗伯特·墨菲（Robert F. Murphy）。墨菲也曾身患一种令四肢麻痹并会逐渐失去知觉的慢性疾病，后来他在自传式的作品《沉默的身体》（*The Body Silent*）探讨了身体与文化、社会之间的关系。尽管我并无他丰富的阅历和智识，但我也希望能用自己的方式来向内挖掘，发现人生的藏匿之处。

本书内容的时间维度横跨两年，主要是在医院里接受治疗与后来康复过程中对人、事、物的观察与思考。尽管在接受治疗期间需要上呼吸机，不能说话进食，除了手术与休克期间，我的神志一直清醒，故此期间借由对周遭一切的观察来打发时间，护士、医生的日常工作，半夜的抢救、病友的故去与亲人的低泣，还有植物人的生活，这一切在医院这个宛如凝固的时空中重复上演。即使我离开了医院，只要我还是病人的身份，这些场景都不会离我而去。

身体，在学术研究领域一直都是关键字，也是人类长久以来思考的主体和客体。我自己的学术研究中也一直关注身体这个话题，因而本书中除了讨论疾病和身体的关系，也延伸到其他与身体相关的领域。全书以身体和疾病为开篇；第二章开始讨论我在患病及治疗过程中的一些个人感受；第三章则是我对他人病情的观察；第四章的讨论从身体官能、表象出发，探究隐藏其中的社会隐喻；最后一章将提及技术遇到身体碰撞出的火花，中西医学、高科技产品等介入是我主要关注的内容。

这些讨论并非单一面向，而是各自联系，甚至是千丝万缕地糅合在一起，它们一起共同组成了一个复杂的身体价值有机体系。对于同一个话题，我会从不同的侧面进行讨论，使得整本书呈现出回文式的乐章。人的思考也不应该是单线的，只有复线甚至多元的思考模式才能更加深入到问题的本质。书中还提及了许多一直影响我的学者，他们的研究横跨人类学、社会学、政治学、哲学、性别研究以及文学等领域，每次在我苦心思考的时候，他们的思想给我带来了心灵的震撼，让我懂得要通过内在发现自己来发现外在的世界。我只是站在巨人们的肩膀上，企图可以点燃新的光亮，照亮自己，也为他人借一点光。

除了理性的思考与分析，同时还创作了几段小诗，试图捕捉一些无来由的思绪。

我因拥有身体而活着，支持着我丰富的意识生活的是另外一番由潜意识主导的艳丽生活风光，正如我无法看见自己的脸，我无法完全自由地用意识来诠释潜意识埋藏的身体生活，但，我将重新启动身体的感知，去深入地感受这个世界的变动。生活中真正的修行并非静坐冥思，而是在无常的人事中笃行有度，随心所欲不逾矩。

这本书的创作，不仅以身体作切入，是一次自我发现之过程，也是记录人作为一个生命体通过记录疾病之下身体与精神的对话以抗击痛苦、思考身体如何在世界中活着的旅途。我希望它能带我走进融合阶段，离开旧有的自己，获得重生。

尽管，我的痛苦经历不是他人的励志故事，但，这本书应该能唤起读者对身体的知觉，社会对疾病带来的文化性问题的关注。对罕见病患者而言，这本书更是一本来自"同道之人"的共鸣之歌。而作为健康王国中过客，阅读之后也会有所反省，自身是否也是参与造成疾病隐喻的共谋，是否能明白生命的意义，同时，也对唤起在生活中被麻痹掉的身体感知，重新去思考身体以至于你我的价值。

最后，这本书得以完成，首先要感谢新鸿基地产和三联书店提供了一个绝佳的创作平台，让我有发声的机会，还有创作比赛中一众的评委，感谢你们的青睐并为我的创作提供了宝贵意见，当然不能忘了香港三联李安女士及上海三联的职烨女士编辑，设计等人士，如果没有诸位的帮助和支持，初出茅庐的我要在出版人生的处女作实属困难，请读者也不要忘记这些隐藏在书本后默默付出辛劳的专业人士，一本书的出版远比看上去要艰难得多。

最不能忘记的是要感谢病中为我提供过援助及鼓励的个人与团体，他们是中山大学社会学与人类学学院 2012 级人类学硕士班、翻译系 2006 级本科班及广州市第七中学等的全体同窗师长，还有我曾工作及服务的单位机构，如广州歌莉娅 225、广东时代美术馆、三度文化传媒、红专厂《城市画报》、广东美术馆泼先生等的前辈好友，以及其他广大媒体与社会人士，乃至为我细心治疗照料的中山大学附属第一医院心胸外科与神经内科众医生护士，请恕不能一一列出。感谢所有为我流过泪水和汗水的人，正是你们，孕育了这本书的创作。

---

1 ---阿诺德·范·盖内普在作品《过渡仪式》( The Rites of Passage ) 中提出"通过仪式"的概念，并将通过仪式分为分离阈限和融合三个阶段。其实，人在社会中成长，就是一个阶段向另一个阶段的转化的过程，比如成年礼、婚礼、葬礼等。这是生命必须经历的，也是每个个体获得特殊经验的重大时刻。

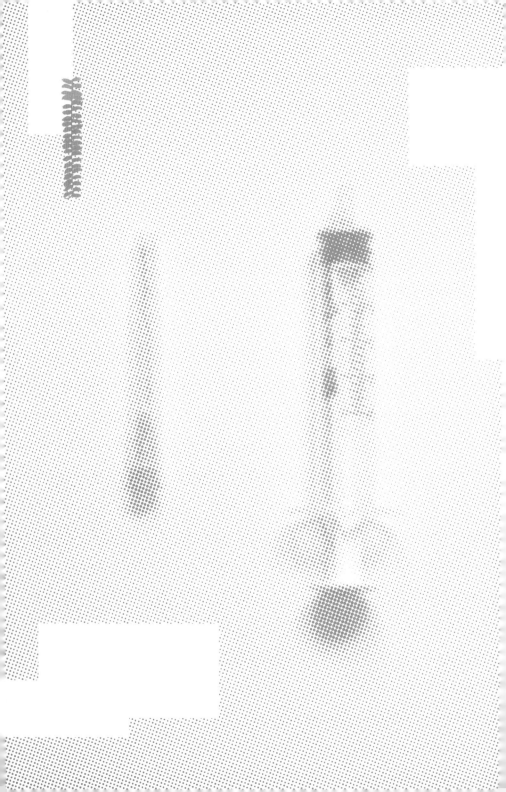

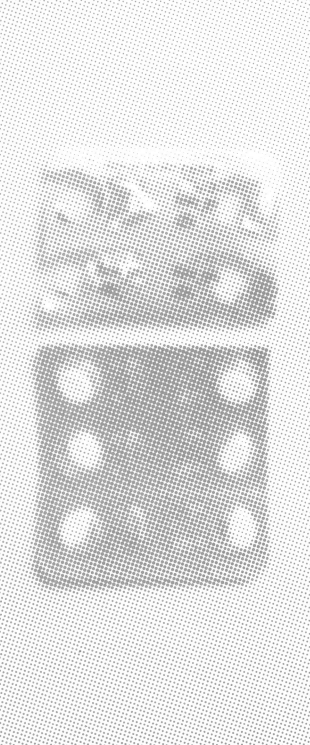

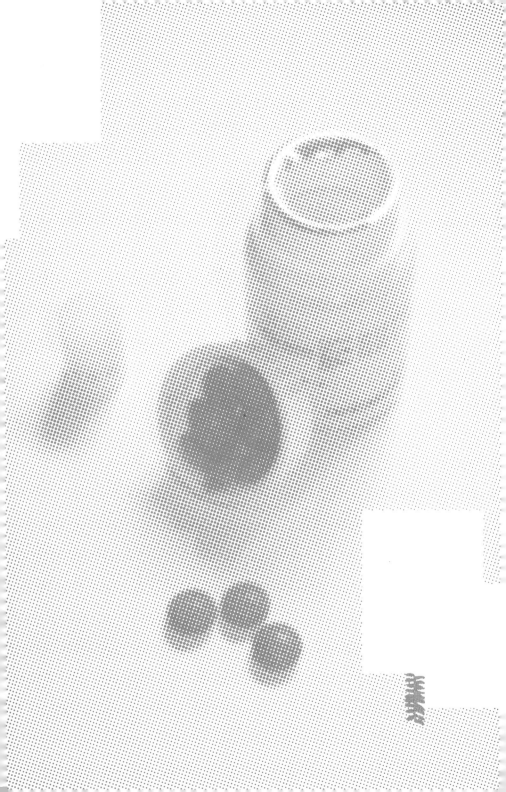

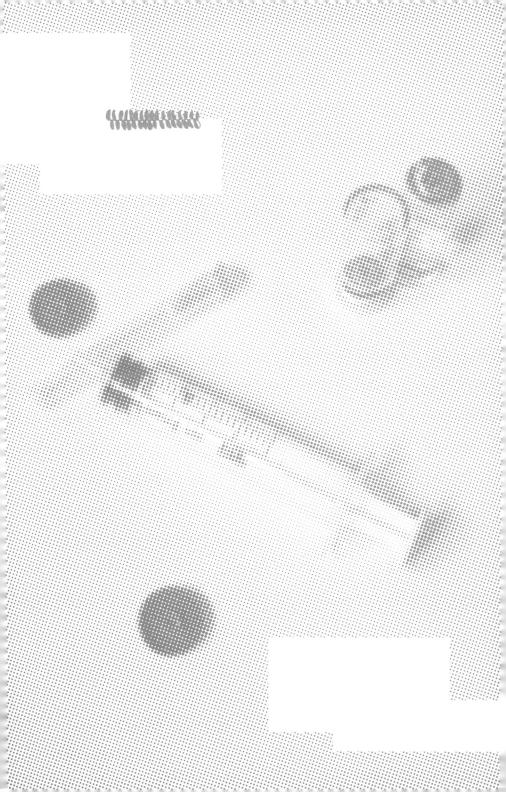

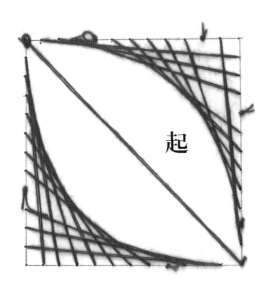

起

疾病，

让生命黯然 ~~████████████~~ 失色，

却又

使死亡染上生命的 ~~████~~ 华彩。

# 疾 病 的 惩 罚

人，是一种很特别的动物。当身体健康的时候，很少会真正关注身体的存在，似乎它就是每个人理所当然的附属品，不会跑到别人那儿去。于是，身体也自然而然地隐身在空气中。但，只要出现疾病并感受到它带来的痛苦，身体的存在感马上就会重现了。疾病成了身体唯一的存在处所，只有身体的不在场才意味着健康。如果用人话来说，就是人都是犯贱的，失去过之后才懂得珍惜。看来，疾病，就是最好的修道院，走进去的人都会成为最虔诚的教徒。

当一个人生病了，特别是不能马上恢复的大病，就会开始为过去挥霍无度的生活忏悔，求神拜佛，天天祷告，痛改前非，拿出所拥有的一切做交易，为的就是换回那个曾经不受重视的身体。我想，听到这里，连自己的身体都要冷笑了，谁让你忽略我，这场病就是对你的惩罚！不错，正如桑塔格所说，疾病的生物性事实往往隐含着很顽固的道德批判，疾病成了堕落的标志。但在面对社会的道德价值取舍之前，我们往往首先会受到自我的审判。

我还记得从医生口中得知患病的一刻，伤心、难过、恐惧、愤怒、无奈千百种情绪交集在心中，特别是当我问及病因时，医生只是给我一个"个体生活习惯差异"的答案时，我根本不能接受。

"家里有人得这病吗？"

"没有。"

"之前有感染过什么病毒吗？"

"没有。"

"平时生活有什么不良习惯吗？"

"……没有吧。病因是什么呢？"

"这可说不准了，个体不一样吧，要有心理准备，需要长期治疗的……这种病想得开才好得快。"

荷马（Homer）的《伊利亚特》（*Iliad*）中，希腊统帅阿伽门农（Agamemnon）抢走阿波罗神（Apollo）的女儿，触怒了天神。于是阿波罗在希腊军中降下可怕的瘟疫，吞噬了众人的生命，以示惩罚。如果说因为希腊统帅一人的过失而祸及全军，那么，生活在现代社会的人又是犯了什么不可饶恕的罪恶？我只能首先审判自己在过去生活中种种的劣迹：过马路闯红灯、坐车不让座、随手扔垃圾……以此来合理化疾病的出现，这样我才能欣然地接受疾病这个惩罚，但是我不能再深入地去挖掘，因为这种非他即我的逻辑本身有致命的错误。

疾病，被视为超越生理性的事实，成为了对个人生活的批判。医生总是把生物性事实和个人意志密切联系在一起，也许是为了安慰病人，但"犯罪－惩罚"的逻辑却就再次把"错误"归咎于病人，加重病人的自我愧疚，让病人深信他们之所以会生病是因为自己，自己才是最该恨的人。

除了恨自己，毫无由头的疾病不仅意味着受难，同样意味它对正常生活的中断。作为一个年轻的女性，研究生即将毕业，看上去拥有的是如此光明的未来，就连我在手术台上的时候，几位麻醉师也悄悄在讨论，这么年轻的女孩身上要留着这样的疤痕，太可怜了。

疾病的惩罚，将人从健康王国放逐到疾病王国的时候，身上就带着疾病的枷锁，在人群中一眼就能被识别出来，相对于疼痛的折磨，让人在生活中蒙羞才是无期徒刑。它令正常的社交生活戛然而止，它吸引了常人一切的注意力，但不是关于疾病本身。病人很容易会感受到自己和健康人的差异，这种感觉在一次次的身体与自我的割裂中不断放大。渐渐地，病人就被放逐得越来越远。

为了避免泄露我是病人的身份，我只有隐瞒，甚至假装成一个健康的人，我开始切断社会交际的管道。不再参加聚会，不再出现在任何遇到熟人的活动场合，不再在社交媒体上更新近况，不主动联系任何人，不听电话只回信息，几近从集体生活中消失。我把自己的行动空间缩窄到医院与家的范围之内，我企图把自己边缘化，放在一个绝缘的压缩空间。身边没有人知道我生病，同学、朋友、师长都不知道，这种画地为牢的生活滋生出的孤独感让我接近崩溃。最终，他们在各种媒体上得知我病重的消息时，必定非常惊讶。

躺在病床上，我对于身体失控的事实表现出一种极度的焦虑。尽管我不能说话，转身也困难，但从来没有放弃任何一个再次掌握自己身体的机会。我会留意每天吃过的药物名称、时间、数量，暗自记下每天打过的各种针剂、频率、剂量，每天接受过治疗的时间、次数。

我的脑袋在清醒地高速运转，只要护士在护理过程中出现疏漏，我立马提出抗议。连主治医生，我也不放过，甚至曾经怀疑他的专业而对治疗方案提出异议。所以他曾经对我说过：

**"作为一个中大的学生，你的表现非常出色，但作为一名中山医（中山大学附属第一医院的简称）的病人，你却表现得非常差劲。"**

医生的权威从来不容挑战，肉随砧板上，一个合格的病人除了安静地配合医生治疗似乎别无他法。这就是医生对一个病人的期待。也许在医生的眼中，每个病人都是一个个编号待完成的项目。但对于病人来说，医生却是将他们从疾病的泥潭中拉出来的稻草。可惜医生总是不明白，治病和修理机器是不一样的。人，不是一架由各种机器部件组成的，只要把坏的部件换掉就能再次运行。人，是有血肉、有情感的哺乳类动物。疾病所掳夺的不只是健康，而是人对身体的自我控制。医生对病人情绪的忽视、将疾病从身体中抽离出来，只会使得身体走向失控的边缘。这种失控带来不信任、怀疑只是放大的副作用。

可我也不得不醒悟，大卫·勒布雷东（David Le Breton）[2] 所说的病人要付出"活着的代价"：认真扮演作为一个病人的角色，积极与医生、护士配合，寻求康复。在迷茫中寻求康复的曙光，企图回归健康国度的戏码一再上演，可惜总是缺少大团圆结局。

在这种持续的规训之中，病人的身体和身份被一次又一次地强化，永远走在康复的路上，但却永远达不到治愈的状态。每一个病人都是被死神绑架的西西弗斯，为了接受让死亡在世间消失的惩罚，不得不把身体当成巨石，在从疾病王国的山脚推上健康王国的山顶之际，就会滚回山脚，永无止境的劳动从来没有成功的一天。

有一天晚上，年轻的护士照例为我做睡前吸痰护理，结束之后她突然正儿八经地对我说：

**"虽然我来了这个科室不是很久，但你是我见过最坚强的病人了，我相信你很快会好起来的。"**

尽管安慰剂疗法从来未得到医学承认而被视为伪科学，但不得不说，她的安慰剂让我做了一个好梦。

---

2 – – – 大卫·勒布雷东，法国著名人类学家。

# 身 体 的 意 识

对于我这种由于免疫系统疾病导致肌肉活动受限的病人来讲，是不能轻易地抹去病人的身份，重新回到原有的社会生活中，扮演原来的社会角色的。手术完成出院只是康复的第一步，更漫长的路在日常的治疗，即是打针吃药。

每天三次定期吃药，每次定量吃几颗，我的身体已经自我"规训"出"吃药时间表"；每个月定期复诊打针，手背上的静脉地图是最好的标记。病人的生活，就是围绕药物精确地进行。身体也在药物的调节下运转，药物成为身体的必需品。身体感受在复诊检查结果的资料面前，是多么的虚弱无力，只有精确的数字，才是我和医生交流的砝码。似乎医生总不在乎病人在"想"什么，除非你看的是精神科，用米歇尔·福柯（Michel Foucault）的话来说，在"健康"的名义下，我作为病人的身份和身体，已经在现代医学的规训下不断重复生产出来。

另外一件被医生坚决反对的事，就是从事任何体力劳动。所以，自我出院开始，每次复诊的病历上写的医嘱都必有"保证休息时间，尽量不从事无必要的体力劳动"。这对于我来说不算是什么困难的事,甚至比打针吃药更简单。不从事体力劳动对于每个现代人而言简直就是终极的人生追求。自工业革命后到现今的信息时代,知识的崇高性受到社会热烈的拥戴,社会分工促使脑力劳动者与体力劳动者之间形成日渐尖锐的对立,甚至有人主张用机器消灭体力劳动,使从事体力/脑力劳动成为一个社会阶层性的隐喻:只有从事脑力活动的人才值得尊重爱戴,只有他们才是这个社会进步与文明的主导者,而那些默默无闻地进行体力劳动的人是没文化、没知识的下层人士。一下子,整个城市的人都变成是坐着的人了。

这便是所有脑力劳动者,特别是知识分子,还有我这种学生的悲哀。我们一边高举旗帜反对笛卡儿的身心二元论,一边成为最忠实的实践者。从中学时代开始,我对体育运动深恶痛绝,特别是最讨厌长跑。当时我差点要去和校长理论一番。但躺在病床上两个月后,第一次下床的瞬间,双脚几乎要跪在地上,那一刻,我顿时怀念在大地上奔跑的自由。很难想象有一天,人类进化到"头脑发达,四肢简单直到萎缩"时会是什么心情。

于是，我开始盘算一个突围的办法。或者说，我要重新掌握身体的控制权。柏拉图（Plato）提出"身体与心灵"之间要保持一种平衡，因而任何醉心于数学等智力活动的人都要参加体育锻炼来训练身体。据说苏格拉底（Socrates）还曾经通过定期的舞蹈训练来锻炼身体。

我相信并不只有欧洲人才提倡身体训练，用身体来修炼精神，亚洲人更加精于此道，瑜伽、坐禅、太极等，都是通过"修行"来达到"觉悟"，此可谓是最高的哲学境界。日本人也是通过仪式练习，如花道、茶道等等无意识机械性技能的重复，实现专注的价值。在禅宗佛学的信仰中，人的身体才是贮存知识和技能的容器，而非文字语言。古印度人认为通过身体姿态的修炼融入到日常生活的实践中，可以加强宗教道德信仰，达到"身心调和、天人合一"的境界：在冥想中消弭欲望，在呼吸间遗忘自我，每一个动作姿态都是赞叹自然的造物。

尽管我时刻没有忘记自己作为病人的身份，但我还是报了一个瑜伽班。第一天去上课的时候，发现这里基本都是中年妇女的天下，而我的瑜伽老师是一个年轻瘦出肋骨的女孩。大妈腰间的肥肉和老师的肋骨之间强烈的磁场吸引了我上课时大部分的注意力。当我盘腿坐好，闭上眼睛，老师用语言指引各种动作姿势。她的声音刻意放得很缓慢，很悠长，钻到我的耳朵里，使得我不由地产生了一种抵触的情绪。现代人另一个顽固的通病就是由广泛的不信任产生各种抵触、怀疑、批评的免疫机制。

我很努力地集中精神才能赶走脑中这些思绪，而老师则是不断地提示我们注意呼吸。呼吸，是每个人每一秒钟都在进行的肌肉运动，但从来没有获得人的关注，然而呼吸的节奏和深度却能明确地反映当下人的情绪状态。相较于瑜伽修行中的体位练习，关注呼吸是更为重要的一环。通过对呼吸的调整来控制情绪的过度起伏，达到一种虚静正是瑜伽所追求的。

课上老师不断地用语言提示我们清空思绪，口中吐出诗句般的文字实在让我惊讶。但说了一句真正打动我的话却没有任何诗意可言：

**"要学会不只是用眼睛来观察身体，而是用心去感知身体的变化。"**

莫里斯·梅洛—庞蒂（Maurice Merleau-Ponty）[3]，曾经提出"身体

图式"（body image）的概念，试图达到消除身心长期分离的状态。这种观点认为，身体有一种特别的功能，用以联结各种运动知觉，即身体能将感觉转换为肌肉运动，又瞬间让不同感觉之间互相交流，正是这种功能使得人类在世界中自由地进行感知与活动。这种观点承认身体为世界内部存在的一种形式。

我必须承认，即使眼睛长在我们身体的前部，永远不能直接地看到自己的身体，可这种"缺陷"的地位使它能敏锐地捕捉外部世界，而视觉却也往往不能感知到真实世界的全部。但这毫不阻碍它成功地排挤其他身体知觉，成为当今称霸时代的感官。暂且不说现代生活中各种荧幕媒介，自印刷术的兴起，城市中文字和图形的泛滥早已达到头昏眼花的程度，而城市生活中各种结构场景更是有利地发挥了视觉的稳定性。

格奥尔格·西美尔（Georg Simmel）在研究日常生活中身体的地位时就说过，眼神不仅是辅助交流、表达情感的工具，眼神实际上具有监测控制他人与自我关系的社会性。老师说的用眼睛来观察身体，从生理学上是不可能达到的，但它隐含了另一个更加引人深思的含义：

自我的镜像与他人的目光。把他人的目光自我内化加速了身体的存在感的失却。

当我告诉医生这种想法的时候,她显得很不适。特别是当得知我对瑜伽的坚持更加让她不解。因为这显然不是最佳甚至可能是最差的康复办法。我没有任何数据可以说服她,我只是隐隐感到身体在发生一些变化。也许我的坚持是在于它修复了现代生活与日渐荒废的身体知觉之间的平衡。现代医疗的理性将身体的象征意义早已榨取干净,我只能用自己的办法来寻找新的精神世界。

既然人居住在身体当中,通过训练来调整知觉行动,即使你把身体只当做是工具,那么改善这个工具也必定能更好地认识这个世界。所谓"工欲善其事,必先利其器"。

但对身体训练的执着,并非是我人生的最终追求。只有亲身经历每一天的生活,将行动与感受再次融入到生命体系中,才能重新获得疾病夺去的身体存在感。

3 −−−莫里斯·梅洛－庞蒂，法国二十世纪最重要的哲学家、思想家之一，法国存在主义的杰出代表。
4 −−−格奥尔格·西美尔，德国社会学家、哲学家。

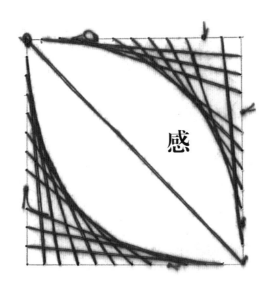

感

身体，~~⬛⬛⬛⬛⬛⬛~~ 穿越了岁月的洪流，

我所感知的一切，

亦是

你正经历的生活。

# 感 官 新 世 界

"玉玲！不要睡啊！醒醒啊！"

"玲儿！！不要睡……"

这是我休克前听到的最后一句话。然后我就陷入一个寂静的世界中，眼前不断闪现出金黄色和桃红色相间万花筒般的图案，一直在旋转。但这种感觉却出奇地舒适，好像回到妈妈的怀抱一样温暖，就如鱼儿一样，畅游在那片儿时熟悉的海水里，一缕缕柔和的阳光照入水中，每个转身都泛出一个晶莹透亮的世界。当我还沉醉在如此的诗意之中，清醒的现实却落在混乱而紧张的抢救中，一片狼藉。已经休克的我不断挥动双手，在扯自己的衣衫，拔手上的针管，家人、护士和医生一边阻止我这些无意识的行为，一边慌忙抢救。

"手这里还是要绑一下，怕到时醒来还是会拔的。"

当我还沉浸在虚幻的意识世界中，耳边还是传来若有若无的对话。我探出水面，慢慢地睁开眼睛，重新回到了现实。在刺眼的灯光中我看到许多熟悉和陌生的身影，正要喊一声"妈妈"，却发现已经做了气管插管，根本说不出话来。两只手还被绑在病床的支架上，动弹不得。我突然产生一种错觉，自己是否已经登陆到了异度空间。

奇怪的是，从休克中苏醒的瞬间，我感受到一种异常的平静。回想之前，眼看病情逐步恶化，身体恍如掉进山洞一样加速落下，对未知的恐惧几乎吞噬了我。只有屁股着地的瞬间，我才缓过神来，因为我知道了这个洞到底有多深。

**"手要先绑起来，可能有些不舒服，但是你刚做了气管插管，怕你睡着的时候会条件发射自己拔管了，所以先约束一下，等你适应了就不要绑了。"年轻的护士温柔地对我说。**

她说的每句话我都听到耳朵里，但我看着她的脸却有一种恍如隔世的感觉。轻轻动动僵硬的指头，用拇指的指甲在食指上狠狠地划了一下，痛！我才舒了一口气。虽然我说不出话，一个鼻孔还插了胃管，但我还是能够嗅出空气中漂浮的消毒水、屎尿气味以及经血的腥臭味。

这一切对于我这个第一次住医院的人来说，都是新鲜而陌生的，而现代生活中过于丰富的感官刺激使得我们越来越难以感受生活的色彩。反而是在住院经历了感官饥饿，重新开启我的感官知觉，用身体去探索这个新的国度。

景象、声音、气味、触觉、味道，人类借由身体丰富的知觉去感知世界，身体则成为一个感官流动的场域，每分每秒，我们都在感觉中认识自我，了解生活。

亚里士多德（Aristotle）在大作《灵魂论》（*On the Soul*）中，划分了三种灵魂的类型，并提出了动物灵魂具有的五大官能：视觉、听觉、触觉、嗅觉和味觉。于是，人通过这五种知觉去感知世界成为了日常生活的常识。但这些知觉并非单纯属于器官机能的生理效应，也能够体现身体所处的复杂环境，具有文化的象征过程，甚至连这五种知觉本身，也是有社会层级之分。

不论是尼尔·波兹曼 (Neil Postman) 还是西美尔，都已经指出，在大城市中，人际关系的主要特点是视觉活动比听觉活动更具优势。石屎森林（编者注：“石屎森林”，为粤语说法，即“水泥森林”。）中处处高挂着巨型的广告牌夺人眼球，文字和图形等交通指示牌让人看得眼花缭乱，电子荧幕中的明星女郎个个打扮得娇俏艳丽，只要你张开眼睛，无数信息便会向你袭来：欢迎来到视觉舞台。渐渐地，我们开始习惯于用眼睛去看世界，而不是用耳朵去倾听生活中其他的声音。

城市建筑越发呆板无趣，到别的城市旅游，看到了相似的名胜古迹和相似的风景如画，只能“咔嚓”一张自拍分享到此一游；电影不好看、电视节目也太无聊，都是衣香鬓影风华绝代，无甚特别；看书？看到文字就想睡觉。最后拯救我们乏味的眼睛，却是一块小小的手机屏幕。有赖于社交网络和电子商务的兴起，我们随时可以和千里之外的朋友甚至陌生人交流，可以随时下单买东西，可以随时看到无聊的电影。电子荧幕装下了我们无聊生活的一片天地。

从此，在饭桌上，我们不再会和家人好友闲谈，转而低头在手机上发冷笑话；我们根本不会再去商场和卖家讨价还价，电商会安排快递准时送货到家；走在路上可以不带眼睛，手机就能带我们到达目的地。

活了这么久，眼睛很累，除了更强的感官刺激似乎就不能感知到周遭的世界一般。眼睛的过度发达使得其他感官遭到了屏蔽，听不到春天树枝发芽的声音、闻不到女孩头发上的洗发水香味、尝不到家乡小菜的味道、摸不到石头的肌理。我们只有眼睛在生活。电子荧幕时代就是一个全民娱乐的时代。

在住院的日子里，我被迫离开手机和计算机，一切的电子荧幕，放眼望去，除了白色就是红色，除了绿色就是蓝色，白炽灯下来回穿梭的身影，护士发鬓的汗水，医生疲惫的眼神，护工粗糙的双手，还有妈妈额头的皱纹，单调又重复地提醒我们，这才是那个精彩纷呈的荧幕世界中的真实。

除了丰饶的视觉体验，我们的耳朵也在生活中备受摧残。城市人能听到的除了噪音还是噪音。城市，就是一个时刻在建设的大工地，各种捶打、拉锯、钻探的噪音不绝于耳；便利的交通同样也带来了高分贝的喇叭鸣笛；还有广场舞大妈的扩音器、炫酷的手机铃声，合奏出噪音进行曲。

一片寂静的世界，却成了现代生活的乌托邦。

曾经休克的经历让我得知，听觉，是人类失去意识前失去的最后一种知觉。眼睛可以闭上，嘴巴和鼻子也可以被捂住，手脚也可以绑着不动，但耳朵永远不可以"闭"起来，它在时刻联通内心与外在的环境。在无数个半醒半睡的夜晚，我总能听到病房里一些很丰富的声音。护士的交谈、机器的震动、病人的转身，也许是因为我不能说话，我变得更加渴望听到声音。寂静，反而显得聒噪。人处于寂静的状态下心理活动会变得更加活跃。人，无时无刻都活在声音的世界中。因为这才是生活中的气息。

在五种知觉中，嗅觉是最能钻进人潜意识的一种知觉，是时间海洋中一串重要的泡沫。只要闻到记忆中的味道，即使你忘记了初恋女友的样子，但你也能记得当时的情景；很多人小时候都有抱着某条特定被子睡觉的习惯，因为被子上独一无二的气味让人感到安心。而气味，则是最具丰富社会意义，也是人的身体上最矛盾的一种展现。每个人身上都有属于自己唯一的气味，但只有他人能闻到自己身上的气味，自己却不可以。

在 ICU 的时候，很多病人都是失禁的，某次有个老伯把大便弄了整身，后来才被护士发现，一股腥臭的味道在房间中萦绕许久。人人都受不了，但只有老伯本人，一副泰然处之的样子，连我都分了一个口罩来抵御臭气弹。看来，自己的气味，只有自己能忍受。

每个人都喜欢怡人的香气，可生理性的特质注定人的一生都要在臭味中度过。许多小孩小时候甚至会喜欢玩自己的排泄物，他们并不了解成人世界的游戏规则。口气、汗酸、屎臭、尿臊、屁等受到极力排斥，成为成人世界中约定俗成被厌恶的"脏东西"。殊不见，众多文化中所使用的禁忌语言都和它们有关。在社会关系中，气味，成了人格判断的标志。在这种简单的香/臭二元观念底下，如果谁不小心在电梯中放臭屁弹，估计已经被众人的眼神凌辱致死，"这个混蛋！"

于是，为了他人的鼻子，人对自我身体的气味拉开一场激烈的持久战。香水可谓是其中最强劲的战士。虽说东西方人体味有生理性差异导致香水使用习惯各异，然而稍有不慎，这种对体味自我否定的结果往往换来别人更深的厌恶，不信可以看看，办公室里最招人厌的除了在电梯里放屁的那位，就是香水喷得人人都想打喷嚏的那位。

如果问，在医院中最让我感到绝望的是什么事，我会毫无犹豫地说，不能进食。刚插胃管的几天，我每天都会告诉医生我很饿，但医生表示，我每天摄入的营养液足够应付新陈代谢所需。显然，我们的对话不在一个频道上。

如果食物的意义只是停留在填饱肚子或者满足营养需求，那么舌头上的味蕾用来干什么。酸甜苦辣咸，人除了要靠吃下的食物生存，还要靠食物的味道生存。最能享受生活的人，往往就是一个吃货。因为食物可以帮助我们建立起生活的秩序。

在日本，每家的女主人都得做出一手好喝的味噌汤，营造出独有的家庭味觉。现代社会中进厨房不只是女人的责任，因而以"请让我每天为你做味噌汤吧！"来求婚的日本男人也不在少数。在生活中遇到的种种不顺遂，只要美味的食物，特别是妈妈做的菜，最能安慰受伤的心灵。

我曾经在无数个失眠的夜里，靠想象食物的味道入睡；每次妈妈来探病，也总为我烹饪各式美味佳肴来鼓励我，当我在医院吃下第一口饭的时候，才再次真实地感受到生活的味道。

"现在我帮你把手上的绳子都松开了，记住千万别自己拔管，否则还要绑回去的。"护士对我说。

几天之后，在我的强烈要求之下，我终于获得了双手的自由。虽然我的左手摸不到右手，而被绑麻掉的手就像是冰箱的猪肉一样，根本没有任何知觉。轻轻甩一下胳膊，让血液回流。我渐渐又可以感受到一阵阵针扎的刺痛，而后慢慢地恢复了知觉。

在医院躺的时候，来探病的人也是络绎不绝，个个几乎都是哭丧的脸，一把鼻涕一把眼泪。我当然能明白他们担忧与伤心，但不知为何，我始终很冷静地在床边接待这一批批的探病者，他们对我流下的眼泪，似乎我们之间形成了一道深深的鸿沟。

直到有一天，有位朋友过来，他单单说了一句，"姑娘受苦了"。然后紧紧地握着我的手。我的眼泪就不受控制地哗啦哗啦洒了一地。

他那双手，厚实、有力，源源不断地为我送来了温暖和能量，好像要把一只被风雨打湿的鸟儿抱在怀里呵护一般，又像是孤独失落之际一位老朋友拍拍肩膀为我加油打气。这种来自人性的触碰超越了一切的言语和表情，也触动了我内心深处守卫森严的情绪开关，让我释放出各种的埋藏已久的愤懑与忧伤。

人，得以与世界产生联系，建立与他人或者物体的关系，都必须透过触觉来完成。触觉是最具有身体性也是最容易被忽视的，一旦失去了触觉，人就失去了生活的知觉，无法确立在世界中的位置，无法感知周遭的环境。只有当身体与外界接触的一刻，人才能感受到自身的存在性。

尽管自亚里士多德开始，我们把知觉划分为五种，但在他之前的哲人却有不同看法。柏拉图并不区分感官与感觉，他认为除了视觉、嗅觉和味觉之外，还有害怕、舒服等感觉。正如五种知觉本身有等级之分，将感官划分为五种也是一种文化行为。

不同文化也有不同的划分办法，佛教就把知觉分为"六意"。更特别的是，在中国文化中，所谓的五种知觉实质并无确切分野，而是与"气"结合，形成一种以气带动感官的全方位感受，相信气功修炼者最能了解这种观点。这恰恰说明了，知觉比我们想象中更加复杂，甚至不能被简单且静态地划分：它们并非单独存在，而是一个综合体。

比如，人要获得对空间的感知，就必须通过肢体感觉、视觉等共同作用才能完成；又如，看见黑得发光的衣服可让人感觉很脏，垃圾发出的臭味也会产生类似的感觉，头发长时间不洗，摸上去油腻的感觉也会让人反感，这些加起来的话，垃圾堆旁边有一个人，衣服上的污渍黑得发光，头发常年不洗，油腻得结成一撮撮，估计这让人感受到更为立体的肮脏感。

因此，身体，就是一个装满感官体验的容器，要体验生活，就必须重新打开我们被屏蔽的知觉，了解知觉背后的文化意义，才能在变幻莫测的世界中找准自己的定位。我们是生活在一个意义与价值结合的感官世界中。

# 头 发

在住院之前，我一直留着长头发，因为并非进行脑部手术，故术前也未有剪短。也许是当时并没有意识到将如此病重而被迫留在医院数月之久。住院以后，为了方便护理和医生检查，一头长发不可能像在家里睡觉一样披散，在后脑勺扎成马尾会弄得很不舒服，只能束到头顶上。

自完成手术起，我便一直躺在病床上，转身也不方便，连坐起来的机会也很少，更不用说是离开病床去走走。久而久之，尽管是冬天，但当时不方便梳头，头枕在枕头上会使得后脑勺的头发经常散乱，还会因为太久不打理而脱落，一股油臭味儿连自己都受不了。洗头的时候更是劳师动众，艰难万分。既要洗得干净，又不能把旁边的医疗器械弄湿，还要注意我当时身体的状态，反正洗一次头，我和护士都很难受。而且她毕竟不是学理发美容出身的，一不小心扯下几撮头发也是常有的事。

为了省时省力，方便护理，护士和我妈都经常来做思想工作，动之以情，晓之以理，让我把头发剪短。我才第一次知道原来医院还有剪头发的服务。不过认真想想也能明白，所谓的理发只不过是像当年剪辫子的政治运动那样，咔嚓一下把长头发剪短而已，根本没有人考虑好不好看的问题。

无论如何，我都不愿意。如果我妈再来劝，估计我就要把卫道士搬出来挡驾了，所谓"身体发肤，受之父母，不敢毁伤，孝之始也"。现在想来，不知道当时是出于何种坚持，直到出院，我也没有把头发剪短，只能一直躺在自己油臭的头发上过日子，后来才知道，原来我是少有留着长头发躺在病床上数月而不发疯的病人。

某次有人来探病的时候，就问："为何不把头发剪短，这样会舒爽很多。"站在一旁的妈妈立马就帮我回答说："肯定女孩子觉得短头发不好看。"当时对方便没有再说什么了。但我知道大家都肯定在想，都这份儿上了，好不好看还重要吗？谁还管你好不好看。后来又有个人来探病，看到我那一头长发却没有劝说要剪短，反而认同我，只是他采取了另一个角度，浓密的头发是身体健康的一个标志。他非常确信我不久将会痊愈。

不论他是为了安抚我的情绪还是有真知确信，但头发确实因其具有旺盛的生命力，在传统中国社会中是巫术仪式中重要的媒介，同时也是儒家伦理与传统医学理论中生命的构成要素之一。除了可以检视人体是否健康，更被相信可以用于治疗各种疾病。在中国传统医药名著《神农本草经》中，头发除了作为单方或复方口服药，甚至可以用作催吐，小儿口疮等，据各种医书记载，可治疗的疾病达到五十多种。在巫医疗效中，有一个非常特殊的药方"相爱方"，即利用头发来行使"爱情巫术"，以争取情爱。甚至有人会把头发作为"巫毒"的主要成分。

实际上当时我并没有考虑到"女孩必须留长发"、头发具有社会伦理控制的隐喻等的问题，也许只是把留着一头长发作为一种保持自我的手段，更准确地说，是企图在医院的医疗规训下寻求一点自我空间的体验。留一头长发，即使你不去打理，它代表的也是一种时间资本。那头又长又臭的头发，与其说是我的癖好，不如说它是往日时光的残余，让我可以真实地感知到自己的身体，生病之前那个健康的身体。

虽然躺在床上很不方便，我还是让妈妈给我带来了梳子。护士、护工没有时间，也不会每天帮我梳头，我都是在吊针或其他治疗开始之前和结束之后，双手空闲下来的时候自己慢慢地梳一次，护士为我居然自己梳了一个整整齐齐的丸子头而惊讶不已。在潜意识中，我从来没有把自己看成是什么都不能做的病人，尽管不能回到过去，但每天做一些如梳头发这种日常生活中平凡简单的事更让我确信自己在走向未来。

后来出院没多久，我就去剪了个短发，一短再短。


"宝贝，你记住了，那些长长头发的叔叔都是坏人，见到不要靠近他们啊。"

"为什么他们是坏人啊？妈妈也留长头发呀。"

"妈妈怎么会是坏人呢。妈妈是女的嘛。你看，哪有男的留长头发，不成了女生吗？像爸爸那样留短发的才是好人。"

"可是隔壁那个阿姨也是留短头发的啊，她也是坏人吗？"


这是某日在地铁站的隧道里，一对母女看到地板上坐着一个衣衫褴褛的男人时，快速走过后的对话。我刚好走在她们的后面。小女孩看上去才五六岁，天真可爱的样子，妈妈也是个年轻的少妇，穿着打扮时髦。先不说少妇在这段对话中是否存在偏见，但她提出的价值判断十分有趣，且并不陌生。

记得年少之时，身边有一位男性的朋友留了及肩的长发，我们一群女生就嬉笑说他要当艺术家。现在看来，这只是不懂事的少女间无伤大雅的玩笑，其实也蕴含了一种从大人言传身教中学会的社会意识与规范的隐喻：从头发作为判断个人道德品行的标准。反过来说，头发，也是展示个性的手段。头发，甚至是全身的毛发，既是一种生物性的身体存在，也是社会文化与自然之间的关系符号，在现代社会也是个体的经验。

在希腊神话中，美丽的少女美杜莎（Medusa）因为与海神波塞冬（Poseiden）私自约会，雅典娜一怒之下将她的头发变成毒蛇，而且施以诅咒，任何看到她眼睛的男人都会立即变成石头。弗洛依德在精神分析中提出这是男性阉割焦虑的隐喻。头发与性别之间复杂的社会性关系显而易见。许多心理学家、人类学家等研究中都曾提出头发和性欲有着相关的联系。在现代社会中，留长头发和剪短发具备更为广泛的符号意义。

一位人类学家克里斯托弗·霍尔派克（Christopher R. Hallpike）的观点值得深思，他说符号与潜意识有密切相关，也是社会群体在自然进化中形成的共性，因而它象征了人对真实世界的抽象化理解。与其说头发长短与性欲密切相关，不如说是社会控制力的表现。的确，从少妇口中的坏人、少女的嬉笑中可以隐隐看出，头发的长度与社会内个体所处的位置相关。叛逆青年、嬉皮士、女性的长发是处于社会边缘标志，和尚、士兵、监犯等的短发或平头则是处于某种社会规则下的标志。

但头发并非只有长短的二元之分，颜色、风格等也是它丰富多彩的特质。因为头发不仅是符号，也是客观的存在。有人失恋后爱去剪头发，有人每个月都要换一种头发的颜色，也有人喜欢戴假发。人，通过头发进行自我表达与沟通，这本身就是一个多变的过程。

走出地铁的时候，迎面走来三个"杀马特"[5]青年，一头头黄色、绿色、紫色的头发受到了路人的侧目。这一两撮头发实在是太有意思了。满街走的头发在福柯的眼中估计都是"身体政治的权力符号"。

"杀马特"青年不仅因其低俗的品位在城市受到鄙视、调侃，相对于父辈而言，他们更是与传统背道而驰，光怪陆离的一代，不受重视与尊重。也许他们只是在大城市中艰难打工的普通青年，头发也只是他们旺盛青春的印记，而根本不会像我一样去思考几根头发的意义，也不像顺德自梳女那样用头发做武器抗争父权，更不会说出"留发不留头"的豪言壮语。偏偏这种不自知的狂欢式消费温水煮青蛙式地成为了主流精英文化的搞局者。

　　不知从何时开始，我也养成了盯着别人头发看的坏习惯了。

---

5 ---杀马特这个名字源于英文 Smart，指喜欢模仿视觉系服饰、妆容的群体，多形容那些造型夸张的年轻人，他们大多是城市新移民，小城市青年等。来源自欧美和日本的视觉系，但杀马特在中国却与摇滚没有任何关系，而成为一种青少年独特的亚文化现象。

# 妈 妈 的 手

望着窗外斜阳打在墙上的阴影，快要到下午四点了。每天下午四点到四点半都是家属探病的时间。每次妈妈都会提早来，早早地在门外等着换防护衣、换无菌鞋进来。尽管只有短短的半个小时，但每天也只有这个时间，能见到熟悉的人，我才能确认自己还活着。妈妈每次总是忙着帮我擦身、按摩、聊天，畅想着在我出院之后要做很多好吃的饭菜，还有我最爱吃的卤鸡翅膀。身体对食物的渴望和想象，支撑着我熬过无数过饥饿的日子，有多少个夜晚我是数着食物入睡的：烧卖、肠粉、凤爪、蛋挞、萝卜糕……

那天妈妈一如既往地来看我，还煲了一些汤让护士帮我打进去。气管插了管的我只靠胃管鼻饲进食，当然也说不出话来，平时只能用纸笔来交流。想说的太多，能写的太少。时间一溜就走了。快要到四点半了，妈妈快要被赶走了。突然想起来，要让妈妈明天带个梳子来给我梳头。我不知道在坚持什么，一直不肯剪去那头讨厌的长发。长期躺在床上头发很容易会乱，而且出汗之后很快就有臭味。赶紧抓起笔写，纸都写满了。怎么办？我只能比划着告诉妈妈我要梳子。

**橡皮筋？发夹？剪头发？洗头发？**

妈妈那双因疲惫而布满血丝的眼珠，迷惘又焦躁地猜着我出的谜语。

**不是！不是！都不是！**
**我在心中大声地喊着。妈妈你怎么就不知道我想要什么？！**

情急之下，妈妈让我写在她的手心上。我抓着圆珠笔，一笔一划使劲地写在她的手心上。

**梳子！**

写的时候我很清楚地感受到妈妈的手在抖。我把妈妈弄痛了。她强忍着和我道别说，明天会把梳子带来。妈妈一转身，我就哭了。眼泪一直在流，好像一个关不住的水龙头，生病以来所有压抑的委屈在一瞬间破闸而出。脑海中不断回想自生病以来发生的事。

身边第一个知道我患病的人是妈妈。

一开始我甚至没有告诉她的想法，只是想一个人一边生活一边治疗。但病情发展之迅速已经远远超出我的想象和控制。和我一起生活了二十多年的妈妈亦并非草木，当我日渐躲在人为的压缩空间时，她已经察觉到一些异样了。于是，她和全世界所有的妈妈那样，请我去最喜欢的餐厅吃饭，用十足的把握撬开我的嘴。当她问我到底发生了什么事的时候，我开始忍不住流下眼泪。疾病带来的痛苦，压缩空间的孤独，对未来的不确定，身体的失控，一直以来苦苦维持的平静被恣意打破。我记不起那天晚上吃了什么，但我的嘴巴一直都是咸咸的。

疾病，不但打击了我，同时对妈妈也带来很大的冲击。尽管她一直没有表现出来，但我相信她比我更难接受这个事实。自从离婚之后，妈妈一直非常关注我的成长，她竭力要为我提供良好的教育，将我培养成一个比男子更能干的人。我很了解她的期待，也很乐于成为一个这样的人。因为我对学习一直抱有热情，在阅读和学习中找到一

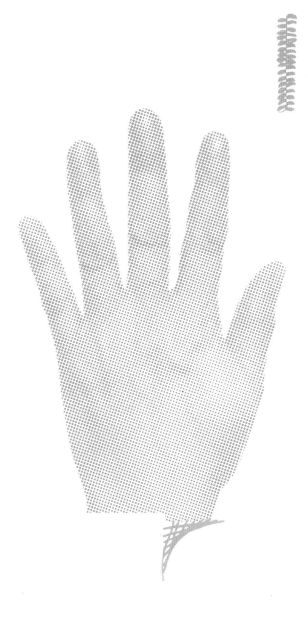

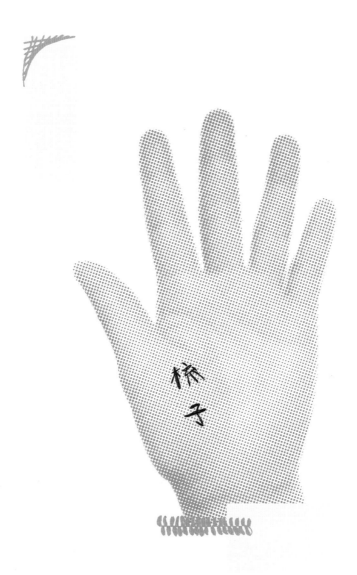

份自由的愉悦。不要误会，我绝不是那种只会读书的呆瓜，我只是很享受读书的感觉。后来，我也顺理成章上了大学，妈妈一直都满意。对于毕业，我也很期待，这意味着我可以开始属于自己的生活。

是的，青春期的我遇见更年期的妈妈，两人之间总是弥漫着一阵女性的荷尔蒙对抗气味。虽然我们之间并无出现任何激烈的冲突，但我心里明白，我一直想要挣脱妈妈的羽翼，她的爱，强烈到一个不容挑战的地步，她总想把自己的想法灌输到我的世界里。于是不知从什么时候开始，我渐渐地和妈妈疏远了，不再和她分享生活的种种，不再和她谈天说地。我总认为妈妈不了解我那颗想飞的心。

但世事往往不如人愿，我病了。生病之所以难以接受，是因为它连我对未来的期许也一并带走了。我的自由，我的未来，成为一面被打碎的镜子，散落一地，倒映出扭曲的远方。也是妈妈强行从压缩的空间中把我抢救出来的。她怎么会忍心看着自己一生最得意的作品被毁于一旦。每次看医生，她总是沉痛又骄傲地告诉医生，自己的女儿如何优秀，这样被疾病折磨是多么悲惨的事，请医生一定要想办法把我治好。每当这个时候，我都觉得很难为情，我不认为生命会因为人的成就而有任何差异，我的生命不比谁的更高贵。可在妈妈眼中，我就是最特别的一个。

母亲与女儿，是女性在社会中永远难以逃脱的社会角色。无论女性主义者如何高呼告别母性神话，女人的这两个身份将在一生中交织。母亲在女儿人生中烙下的印记是不可磨灭的。开始意识到，脱离母亲并不是实现我个人成长的道路，一直以来我都将注意力放在自己身上，而我并不了解妈妈。她的故事，她的情感，她的梦想，我都不了解。我从来都没有问，妈妈要的是什么。自我在她的生活中出现后，原本属于她的这一切都被挤走。我，才是那个自私鬼，抢走一切，而后又想一走了之的人。

在断裂的传统和现代之下，我们被灌输一种向往独立、自由、漂泊生活的价值观，摆脱父母、远走他乡似乎是每一个青年摒除落后、创造新潮的成长必经之路，追寻自我才是时代的关键字，而忠于家庭成为一种"愚孝"的表现。于是，我们只能留下父母停留在原地，望眼欲穿。但在这个世界上，原来有一种爱，是不需要解释，也是无法理解的。这就是父母对孩子的爱。

第二天，妈妈探病的时候把梳子带来了。她细心地帮我梳头，把打结的乱发慢慢理顺。她的手碰到了我的脸，宛如一张砂纸一样刮在脸上。我认真地看着妈妈的手。别人总是说妈妈长得很年轻。脸可以骗人，但手不会。我妈妈的手，就是一双劳动者的手，为了我，为了生活，日夜操劳。岁月在她的手上留下最真实的痕迹。妈妈，真的老了。

**我忍着眼泪，拿出纸来，给妈妈写了三个字：对不起。**

**妈妈却说："我怎么会怪你呢。你是我的女儿啊！"**

我是妈妈的女儿。我是妈妈的一部分。

即使世界没有了，我还有妈妈，妈妈还有我。

# 疼 痛 的 苦 难

留在医院的时间越长，遇到各式各样的病人就越多，他们几乎不约而同地都被疾病带来的疼痛所折磨。有人撕心裂肺地大叫，也有人选择独自哑忍。可疼痛却是如此地难以捉摸，来去无踪，有时只在身体局部地出现，有时却持续性蔓延到全身，而疼痛本身也有不同类型之分，如肌肉撕裂的痛、网状式神经痛、针刺穿透的痛、皮肤灼烧的痛，乃至是癌症等病理性疼痛。其可谓是疾病对身体的介入最为显著的知觉体验。在人类文化中，病和痛，总是相伴而生，疼痛被看作是疾病不可避免的衍生症状。

当我做完手术的时候，医生就明确告诉我，一旦觉得痛就可以用止痛药。始终没有感受到难以忍受的疼痛，因此我并没有服用任何止痛药物。但后来护士却告诉我，每当夜深人静的时候，总是能听到我痛苦的呻吟。痛，到底是一种怎样的知觉呢？

常识中认为人类身体有五种知觉，但疼痛并非简单地作为一种与五大知觉并置的生理性感觉而存在，有时也是一种情绪的展现。如果疼痛确实存在，无论清醒还是昏睡，它应该都能被觉察，然而它却可以在某些时候逃离人的感知，那么，必然是受到人主观意志的约束。更准确地说，疼痛是人作为生物性存在中综合了社会和文化因素的结合体。

在西方，疼痛是带有强烈宗教色彩的存在。自耶稣在十字架上所受的肉体之痛开始，疼痛便与宗教信仰紧密联系。中世纪的时候，疼痛被基督教义视为是神赐予人类的礼物，是惩罚也是奖赏的方式，折磨身体的禁欲方式以及苦行僧的自我鞭笞都是将身体作为靠近神的献祭品。在教堂的彩色玻璃窗上，大量地描绘了信仰者在遭受痛苦时呈现出满足的愉悦。相对于精神追求，身体并非当时信仰者关注的重点。把疼痛"神圣化"为非人自发的感觉，而是接近上帝的一种方式，这种观念直到十八世纪才被经院派哲学家所否认。但泛灵论式的疼痛观念在人类文化中的社会意义并未消除。

随着现代科学的进步，疼痛治疗对医学的重要性也不断得到重视，以痛制痛、电击、止痛药、外科麻醉等治疗理论和方法随之出现。其中以启蒙时代的以痛制痛治疗方法对社会影响最为深远，它展示了一种矛盾的论调，以人为制造更大量的疼痛来减少疼痛。用萨德（Sartre）的话来讲，这就是一个虐待狂和受虐狂的世界，对生命的狂热和感觉的放纵达到了无可收拾的地步，疼痛成为了赋予新生命的力量。

如果说医院是每个小孩的童年噩梦，那么打针绝对就是最惊心动魄的一幕。护士拿着注满药水，又长又细的针筒，笑嘻嘻地说不会痛，我们瘦小的身躯被妈妈紧紧地抓住，说护士姐姐只是轻轻一扎而已。这分明是人世间最大的谎言。针刚扎到肉，立马嚎啕大哭，人肉又不是猪肉，怎么会不痛？当小孩要大哭抗议上当受骗的时候，护士和妈妈都使出杀手锏：勇敢的孩子是不怕痛的。最终，每个孩子都是在这样半哄半骗的泪水和口水中蒙混长大的。虽说我们早已脱离了部落社会的生活，但社会成员特别是男子以承受巨大的肉体折磨作为成人标志的意识依然存在。倘若小孩还有怕痛的权利，那么成人怕痛，就成了懦弱的表现。

隔壁病房的男人三十来岁，每次扎针都叫得像杀猪一样，连护工阿姨都背地里笑话他不知是不是个男的。而我，面对扎针这件事早已习惯，两只手的手背上静脉针孔可以画一张中国地图，估计屁股上也可以画个日本了。每次我会主动地把屁股送给护士，打完后再捉弄地说她的技术不精，逗得大家都乐起来。

我一直在疑惑，到底年龄对疼痛的感知是否有影响的呢，是年龄越大的人越不会痛吗？无论针头的大小、护士下针的力度和技术以及药物对肌肉的刺激等是如何被缩小到忽略不计，这也只是影响疼痛的程度而已，也就是说，不可能存在完全不痛的情况，除非，知觉系统出现病变，或者是死肉。既然，在疼痛必然存在的情况下，年龄的疼痛感知差异就更多地是来源于社会和文化的规训。

在集体意识中，建立在"先苦后甜"的观念之上，疼痛的苦难被认为是有好处的。从各位家长的口头禅"勇敢的小孩不怕痛"，到各种历史英雄故事和不同文化中修行式的宗教实践，忍受疼痛的能力都是作为个人意志力对抗生理性的标准，只有能够忍受极端生理上极端疼痛的人才能最终获得巨大的精神力量。

在传统的中国文化中，忍，被解读为在心中插一把刀，体现了中国人自我克制，能忍人所不能忍的一种修身养性的精神境界。这里清楚地可以看到，人类文化中精神力量高于一切身体感知的观念，尽管两者从未也不可能分道扬镳。

显然，疼痛作为连接身体和精神的一个复杂而重要的节点，疾病为身体带来的疼痛（pain）和精神上的痛苦（suffering）也是难以清晰地区分的。从某种程度上讲，前者更为倾向客观地陈述一种状态，而后者更加强调受苦的主体，即病人自身的感受。同时，也是横跨多个学科的研究主题。尽管从古典时期开始，各个领域的研究者都试图为疼痛准确地下一个定义，但从未成功。哲学家、生理学家、医生都有各自的诠释：哲学家探索其作为感觉的地位；生理学家视其为身体机制的刺激反应；医生则以描述疼痛、治疗病症为目标。

　　住在我隔壁床的是患有神经元运动疾病的女人，她经常会出现胃痛、腹痛等症状。一开始发作的时候医生都会判定为胃造瘘手术（即指病人因吞咽障碍，不能从口腔进食，故在胃部开一个联通外界的小孔，接上管子，然后把食物直接注入管中以吸收营养）后的适应问题。


**"你是哪里痛？"医生问道。**

**"胃痛！"女人回答。**

**"是做手术的伤口痛吗？还是哪里痛？"医生追问。**

"不是，是胃痛，而且经常胀气。很不舒服。"女人不耐烦地说。

（医生做了简单的检查）"没有胀气呀。"医生惊讶地说。

"可我就是很痛啊！"女人愠怒地回答。

"……那给你开点止痛药，痛了就吃点吧。"医生无奈地说。

但问题并没有解决，女人还是会不定期地痛得直嚷嚷。任凭医嘱上都写满了各种止痛药也不奏效，久而久之，女人也不再愿意吃药了，结果还是继续痛。

我不敢轻率地断定这是现代医学的缺漏，但相对于病人强调自我的感觉，医生更加关注疼痛这个客观事实，或者说，在这个医学系统内，疼痛是没有主体性的，只有把这个事实客观化之后才能找到相应的解决方法。

对医生而言，病人只是一个待完成的项目编号，而非一个具有自由意志的主体，而病人却只能通过自身的主观感受来衡量疾病的发展态势，甚至直接作为疾病的表征，是一种身体本能反应，预示着身体更为严重的崩溃。

就这样，隔壁床的女人一直在疼痛的折磨中度日，而医生亦并未置之不理，但解决问题的态度相对不够积极。

"你老说痛，可是又不吃药，怎么会好呢？"医生不耐烦地说。

"可是越吃越痛啊，都没有效果的。"女人不服气地回答。

"最好的药都给你试过了。"医生无奈地说。

"那你们得想办法啊。"女人愠怒地回答。

"痛，这个问题还不是最重要的，最重要的还是你原来的病，神经元运动疾病是不会痛的。等你以后习惯了那条管子，饮食跟上就会慢慢好的。"医生劝说道。

对现代医学而言，最重要的目标就是实现根治疾病。在这个进程中，疾病才是医生面对的主体，而非病人，甚至在这个终极目标面前，病症还有主次之分。只要最终达到治愈，恢复身体健康，疼痛作为衍生物亦会消失。在这种逻辑之下，病人的感受便处于一个次要的位置，有时在找不到缘由的情况下还会归结为心理问题，也就是再次把这个烫手的山芋还给病人。疼痛，既是一个短暂且局部性的身体感受，也是一种具有时间演进和扩散能力的痛苦体验。正是由于这种双重特质使得医生和病人处于进退两难的境地。

要用何种态度面对疼痛，恐怕只有遭受过疼痛的人才能真正了解。由于我本身所患之疾病从未得到疼痛的"恩宠"，对于疼痛反而有一种期待，因为感受到疼痛于我还是一种存在的证据，身体在无声无息之间腐坏所带来的痛苦远远超过这肉体的疼痛。

由于气切伤口自然愈合不理想，于是我主动向医生提出缝针的要求。只有短短三厘米的伤口缝合术在床边即可完成。耳鼻喉科的医生使用了短效局部麻醉的药物，在缝针的过程中他特意和我聊天分散我的注意力。我也心领神会。于是也趁机问了他一些医学问题。整个小手术总共缝了八针，在完成第四针的时候，我开始感觉到疼痛，针刺进皮肤后，线在肉间穿行的灼痛，我一边抱怨，一边继续和他聊天。我没有选择再打一次麻药才接着完成缝合术，因为，扎针，也是会痛的。疼痛已是不可避免。

我并不赞美疼痛，也不视其为罪恶的象征。与其说我如苦行僧般将疼痛作为精神升华的工具，不如说是以此来了解自己。

正如蒙田（Michel De Montaigne）在他的《随笔集》（*Essais*）中记录了大量自己身体真实的疼痛体验时所说的，解除身体疼痛属于个人哲学观的问题。除了保持头脑冷静、思维清晰，在遭受疼痛折磨时并无其他事情可做。

# 衰 老 与 死 亡

　　每次走进医院，我都可以感觉到一股巨大的负能量在空中盘旋，夹带着病菌向人袭来。从来没有人会把医院与一切积极的事件联系在一起。每个人的脸上都是乌云密布，诊室外坐满一排排等着看病的病人，满脸皱纹的老婆婆，每走一步都在颤抖的老爷爷，病人脸上写满了各种复杂的情绪，但绝对没有喜悦，除了沉默、悲伤，就是忧愁、不满，如坐针毡的他们，一下抱怨排队太慢，一下抱怨厕所太脏。

　　诊室内医生忙得眉头紧皱，有时还急得火冒三丈；护士和其他工作人员总是不断应对病人提出的所有问题，没甚好语气。整个医院也许只有妇产科仅存一点人间的欢乐，但根本不足以抵挡疾病和死亡的威力。医院，这个身体博物馆，是人世间最接近死亡的地方，展出了各种衰老和疾病的故事。

　　在常人的观念中，医院是老年人出没的地方。这暗示了衰老与疾病之间的紧密联系，更甚，还有死亡。的确，医院中需要接受长期治疗的病人中，老人占了大多数。

我在住院的时候，特别是在 ICU 的时候，包括我在内的年轻人只有两名，其余都是超过五十五岁的病人，六十岁以上的病人占了七成。即使到了普通病房，六十岁的老人还是占了大多数。而像我这些躺在老人堆中的年轻病人，自然格外惹人注目。也许是因为大多医护人员，特别是护理人员都比较年轻，对于衰老，与其说他们坦然面对，不如说是视而不见。除了接受衰老，他们还要面对很多突如其来的死亡。

　　某个夜里，一个难得可以深睡的夜里，我却还是被吵醒了。这里是 ICU，深夜抢救就是家常便饭。抢救就是一场和时间进行的赛跑，过了黄金时期就回天乏术。这次要抢救的是在角落里的老伯，他患的是什么病我并不清楚，只知道他是才从急诊转上来的，从护士平日与其家人交流病情时得知，老伯的情况不容乐观，之前患有前列腺癌，基础病还很多，可谓是一副饱经病痛摧残的身体啊。ICU 通常夜里都没有值班的医生，只有护士护理病人，一旦出现什么情况就必须向神经一科和二科的值班医生求助。两个护士加上两个医生，就组成了一个抢救小队。

　　但今晚的抢救却没有往常的惊心动魄，没一阵，我就听到心跳检测器跳停的声音。时间赢了，只留下活着的人怅然若失。这时护士开始通知家属病人病故的消息。可以想象，家属每每接到医院的深夜来电是比恐怖电影还要可怕的一件事。后来妈妈曾经告诉我，在医院我抢救的夜晚总是提心吊胆，好几个凌晨接到医院打来的病危电话，还要跑到医院去买免疫球蛋白，听到这里，我就不由自主地想起这个晚上。

在经历了别人的死亡和自己的濒死之后，我反而领悟到，这对于最终获得平静的病人来说并不是坏事。死亡也许只是一个没有痛苦的长眠。这时，护士已经打完电话，一边收拾一边等待家属的出现。她也许注意到我还醒着，于是就走到我的床边。

**"没有吓到你吧，没事的，那边的老伯去了。生老病死不就是人生必经的历程吗？你还年轻，还远着呢，好好睡吧，这样才能好起来。"**

她的眼神透露出疲惫，但护士还是很温柔地对我说出一番安慰的话来。我明白她的意思，可我不能停止思考，毕竟，我也曾经无限接近死亡。对我而言，可怕的绝不是死亡这个事实，而是大家对死亡的态度。

年轻等于生命，衰老等于死亡，这样的认知是否存在问题，因为事实上根本不是如此，英年早逝大有人在。可人类对于衰老、疾病和死亡的憎恨和厌恶却从未停歇，如果年轻等于活力，那么是否意味着拯救一个年轻人的价值大于拯救一个老人。换句话说，年轻人的命比老人更值钱。但，哪个老人不是从年轻人过来的呢？

一阵低泣打断了我的思考，老伯的家属来了。护士和医生在一旁安慰了几句，或许也明白老伯的病情很重，早有心理准备，家属的哭声慢慢减弱了。接下来就是办理手续，然后安排老伯的身后事了。我明白像这样的死亡事件并非个别例子，每时每刻都会发生，都在发生。当我们在享受青春，感受生活的时候，衰老已经在发生，死亡也紧跟其后，悄然无声地带走一个生命。

我曾经问过一名医生，到底他是怎么看待衰老和死亡的。

**"我不认为老人的生命没有价值，在我看来，所有病人的生命都一样有价值。"**

我觉得这个答案还是太教科书了，他还没说出自己真实的想法。于是我抛出一个著名的哲学命题"电车难题（The Trolley Problem）"作诱饵。

"我换一个问题吧，如果有一个疯子把一个年轻人绑在双轨电车的一条轨道上，一辆失控的电车朝他们驶来，并且片刻后就要辗压到他。幸运的是，你可以拉一个拉杆，让电车开到另一条轨道上。但是还有一个问题，那个疯子在那另一条轨道上也绑了两个八十岁老人。你应该会拉拉杆吗？"

我看到医生的神情瞬间发生了变化，也许他已经察觉出这个问题的深意。

"这个问题不好回答。"医生尴尬地说。

我还是不放弃，再加了一股劲，"如果老人是你的父母呢？"

"那当然不拉，我总不能让我的父母去死吧。"医生果断地回答。

"但后来你看清了才发现，原来那个年轻人是你的儿子，那你救谁？"我笑着说。

医生皱着眉头看着我，显然，他不会回答我这个问题，我只能笑着打圆场。但我已经得到他的答案。"电车难题"是由英国哲学家菲利帕·福特（Philippa Foot）提出的，用以批判功利主义，即道德抉择应根据满足大多数人的利益为前提。其实无论怎么做，都是存在不道德的问题。科学家和心理学家为此做了无数实验，得出的结果并不让人意外。正如休谟（David Hume）所言，在道德领域里，人类只是激情的奴隶。

或许这个难题显得过于极端，那么我们回到现实中来思考衰老和死亡。许多人类学家与民俗学家都曾经研究过，在原始民族中确实存在弃老的习俗。在中国汉水流域中游及其支流，考古学家发现了大批古代的"寄死窑"，专供到了六十岁以上的老人等待死亡之用，湖北甚至发掘出成对出现的"寄死窑"。此外，亚洲其他地区，如日本、韩国、印度等都发掘出古代的"弃老山"。

日本小说家深泽七郎也根据日本传统的弃老传说写出短篇小说《楢山节考》，该小说后来多次被改编成电影。故事发生在日本的信州一个贫困的小山村，这里有一个传统习俗，老人一旦到了七十岁，不论身体健康与否，都会被送上"楢山参拜"，让灵魂回归山神，实质即是让失去劳动力的老人在山上等死。故事主人公，六十九岁的阿玲婆，在被儿子背上山之前，把家务都料理好，早早打理好后事，坦然接受命运的安排。

在现代人看来，这种传统绝对是恶习，不少学者至今不承认中国的弃老习俗曾经存在，理由是以孝治天下的儒家文化绝不会做出这样不孝之事。我亦不会用落后文明的进化论来理解这个问题。在生活中，许多老人被子女丢弃在医院、养老院，日盼夜盼也没有等来一声问候，偏偏只有在争家产的时候才见到子女出现。这样的情况并不罕见。对于这些老人来讲，他们只能在护工的照料下存活，倘若护工并不能尽心护理，老人将过得比关在动物园的动物还不如，原本应有的生活和尊严渐渐失去，就同死亡也没有什么区别了。

在我看来，与其用功利主义的角度来解析为何要善待老人，还不如深入去拷问，衰老与死亡对于生命的意义。在快节奏的现代社会里，创造价值的是年轻、生命力和速度。自然，老人所代表的衰老、疾病和死亡会被人所厌恶。人们崇尚年轻，惧怕衰老，毕竟喜爱皱纹、能说出"爱你衰老了的脸上痛苦的皱纹"、"一个年轻人的青春是美的，一个老人的苍老同样是美的"这样的话来只有叶慈（William Butler Yeats）和杜拉斯（Marguerite Duras）。为了留住青春容颜，不惜花重金对自己动刀，注射各种药物，甚至整形的女性不在少数。

　　然而，到目前为止，几千年前秦始皇去找的长生不老药还没找到，而今最发达的科技也无法阻止身体走向死亡的脚步。衰老，意味着失去社会地位，失去他人的关注，从而失去自己。从前的我不再是今日的我。连西蒙娜·德·波伏娃（Simone de Beauvoir）难接受衰老，"因为它一直被视为另一种物种，这样，我变成了另外一类，而我还是我自己。"说到底，衰老，不仅是人类身体的生理反应，也是一种社会价值的判断。脸上的皱纹、花白的头发、发抖的四肢都在他人的眼光下放大。人厌恶衰老是出于对死亡的恐惧，拒绝死亡是因为他们还未了解生命的意义。迈克尔·欧克肖特（Michael Oakeshott）[6]已经说得很清楚，"人的必死性，是现实存在的主要事实；死亡，是生命的主要真相"。

生命，是一段时间走在身体上的单程旅行。也许我们会在路上相遇，也许我在出发的时候你已经到达目的地。无论你现在走到哪里，唯一可以确定的是，这次旅行，总有一个终点站。

---

6 --- 迈克尔·欧克肖特，20世纪英国最重要的政治哲学家。

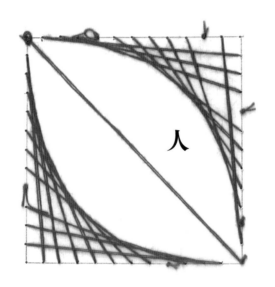

人

病中的身体，~~XXXXXXXXXXXXXXXXXXXXX~~都是鲜活的，

并非泡在福尔马林中的医学标本。

他人的痛苦，不是用来旁观，

而是，以拷问自己的~~XXXXXX~~灵魂。

# 植 物 人 的 玻 璃 眼 睛

现在是深夜两点四十三分。

隔壁病床的阿伯刚被成功抢救回来，护士在清理身上沾满鲜血的防护衣，疲惫的眼神中略带一丝轻松。拉上布帘，调暗光线，一场生死间搏斗的战争又结束了，ICU再次恢复到死寂之中。这种死寂让人感到很不安，脑袋越发聒噪。监测机器滴滴答答的声音在耳朵中震荡，我甚至还能听到其他病人的呼吸。ICU里的时间过得特别慢，慢到时间就要凝结在呼吸中一样。不知道宇航员在月球漫步时能不能听到自己的呼吸。

我看看自己身上连接机器的各种管子，这里确实就是外太空无疑。作为这个房间唯一有清醒意识的病人，有时我宁愿自己和大家一起昏迷，时间慢行如同锋利的刀子，割在身上，越割越痛，越割越清醒。看了看墙上的电子钟，两点五十分。脑袋还在转，还是睡不着，只能让思绪在漫无边际地游走。

把头转过枕头一边的瞬间，刚好和宝珠的眼神对上了。她那双水汪汪的大眼睛，一眨一眨地看着我，她的眼睛就像是一对玻璃珠子，光线进去然后出来，没有残余。我总企图从她的眼神找出一点思绪的痕迹，仿似一块石头扔到井里，咕咚一声就沉下去了，只剩下我的倒影在水面轻轻浮动。不仅是我，所有医生都希望从宝珠那双大眼睛中捕捉到什么，但从来没有人成功过。哦，忘了说，宝珠是一个植物人，一个会转头，会眨眼，像洋娃娃一样的植物人。

宝珠今年五十三岁，九年前躺在手术台上做甲状腺囊肿切除手术后就没有醒过。这当然是一场医疗事故，医院对她负全责，否则我想没有人能躺在 ICU 九年不破产。当时麻醉科、外科、神经科等大部分医生都围着她团团转，极力想办法让她醒过来。但人世就像报纸新闻一样，只要地球不灭亡，外星人还未登陆地球，火山爆发、飞机失联、恐怖份子劫持人质，每一件特大新闻迟早都会变成旧闻，天知道明天还会不会发生什么更大的新闻。在这样的三甲医院里，最不缺的就是身患疑难杂症的病人。宝珠渐渐地被淡忘，开始在各个科的 ICU 流转，最终来到 NICU（神经内科）偏安一角。每个在 ICU 的病人都只有两个结局，要么病情得到控制后转去普通病房，要么永远离开，只有宝珠，在这里经历过生命的人来人往之后，依然日复一日淡然地在靠窗户的病床上躺着。

每个新来的实习医生一开始都怀着雄心壮志，要解开医学难题，成为下一个诺贝尔医学奖得主。每天拿着手电筒为宝珠仔细检查，宝珠也一如既往地心甘情愿为医学研究做贡献，眨着大眼睛，后来，就没有后来了。对于整个 ICU 来讲，宝珠的存在是一件自然而然的事。她的病情没有什么变化，没有变好，也没有变差。

医生每天开一样的医嘱，护士每天照常地护理，吸痰、冲洗尿管、换鼻饲、抹身、换衣服、换床单，有时帮她洗头发，剪指甲。有时护士给宝珠吸痰的时候，时间太长，吸得太深，双腿都自然反射往上跳，看得我也心惊肉跳。宝珠却依旧静默，她不会像我一样投诉护士打针太痛，抱怨吸痰吸不干净，无论你对宝珠做什么，她都只会眨眼睛，没有其他回应。她的存在，等同于不存在。

从巴门尼德（Parmenides）开始，存在，是一个非常严肃的哲学问题。笛卡儿的身心二元论在这里可是发挥得淋漓尽致。我相信这就是现代医学进入中国后的一个副产品，将西方文化中极其顽固且占主导地位的二元论植根到我们的思维中。从古希腊的先哲开始，身体就被贬低为禁锢灵魂的可怕牢笼。柏拉图的理型世界中，只有崇高的灵魂才能超越身体的欲望。如果身体体验和精神世界真的极端对立，那么，宝珠现在对世界的体验是什么。还是说她早已离开这副躯体，这个世界对她来说只是存在的一个过去式。

可对于宝珠的亲人来说，她不是过去式，而是现在进行时。她的丈夫吴先生在病床边放了一个八音盒和一张他们的合照。我没有看过照片，但护士都说年轻时候的宝珠长得很漂亮，那也是，她有双水灵的眼睛。每天下午四点，吴先生都会准时来探病。一进门就和宝珠热烈地打招呼，打一盆热水帮宝珠擦身子、按摩手脚、梳头发，一边谈谈今天的天气和身边发生的事，有时会读读报纸，就像平常的夫妇一样，日日如此。其他病人的家属都一副悲戚的样子，时而大哭，时而大叫，大声喊他们的名字，仿佛在"喊惊"一样，竭力把走得太远的亲人拉回来。只有宝珠和吴先生照样在一旁安安静静地过着他们的日子。如果宝珠没有生病，他们现在一定过着平淡的夫妇生活，上班下班，买菜煮饭，打扫卫生，为孩子读书操心，偶尔去一趟短途旅行，有时会拌嘴，甚至互相怄气，但从来不和对方说爱你。我不禁地想，是因为他们经历过太多的生离死别，还是，他们从来都没有走远过。

护士说吴先生每天都会准时来这里看宝珠。如果哪天没来，肯定是生病了。有次我妈妈来探病的时候和吴先生交谈起来，他说他们有个儿子在日本读书，但自从宝珠生病之后就没有再回来过。每次吴先生走的时候，都会扭开八音盒，让音乐代替自己多陪宝珠一会，但再动听的音乐都会停下来，然后重新回归到寂寞之中。

宝珠又扭过头去了，我望着窗外婆娑的树影映衬着宝珠倒映在玻璃窗上的脸，墨绿的叶子上渐渐泛出一层淡黄色的光晕，一阵风吹过叶隙，摇曳的光影随之又映在窗帘上。宝珠的大眼睛仿如万花筒一般，旋转出各种迷离的图案。远处的小鸟开始叽叽喳喳地叫了，很快就要天亮了，连沉睡的树木也要回到清醒的生活中来。

# 午 夜 的 大 悲 咒

送进 ICU 的时候刚好是隆冬时节，风特别凛冽，湿冷的空气一进入鼻腔，整个人都打冷颤。一路结冰，一路渗入到温暖的肺部，汹涌地翻滚，吞没了身体内一切的温度，连呼吸都带着沉重的冰痛。那一股冷，那一股冻，就这样稳稳地扎根在体内，我真想问医生要个内窥镜，看看我鼻腔、肺部乃至整个体内结出的玉树琼花是怎样一个银装素裹的冰雪世界。

而我如机器人般在这密封的时空中早已不知人间几何。现在终于可以摆脱部分仪器，转到普通病房继续治疗，真的是欣喜万分，恨不得像等待下课铃响的学生一样拔腿就跑。护工把我的床推出 ICU 时，还躺在床上的我，才第一次好好地看完这里所有的人，原来我右边老是"喷血"的阿伯是个"地中海"，后边那个喜欢打人的阿伯嘴巴歪了，前头有个夜里自行拔管的男孩，脸庞是多么的稚气。

再见了，各位。再见了，那无数个一起度过分不清昼夜的时光。

刚进入走道，马上就听到各种嘈杂的声音，操着不同方言的人在对话，各种材质的器物在碰撞，我确信这是人间无疑。ICU 的门顶是粉红色的，橱窗上有各个护士的照片，神经一科里每个病房都有黄色的门，中间还有护士站，姑娘们都在里面紧张配药。左边的过道上有一对情侣在抱头闷哭，右边前方有个男人在用潮汕话大声地对着电话在喊，最后一句不知在问候谁的母亲。我左右张望，用力地呼吸着混杂了消毒水和屎尿臭屁的潮湿空气。啊，原来现在已经是春天了。

我最终安家在护士站旁边的双人病房。这里没有大型监测设备，连心电监测都是手提型的，所以空间比较小，没有窗户，厕所的尽头有个小小的阳台。旁边病床用屏风隔开，躺在床上的女人貌似睡着了，有一个中年女性和年轻的女孩在照顾着。一看到有人进来就竖起全身的毛孔，不知在戒备着什么。不允许开阳台门，不允许开电视，不允许开灯，不允许高声谈话。每次护士护工过来帮我做护理之后，她们立马把门灯关上，有一次护工没有轻声说话也被大骂了一通。难道我旁边睡了国家一级保护动物？我终究还是生活在一个日夜不知的世界。

普通病房与 ICU 不同之处在于，护士对病人的针对性护理没有后者强度大，ICU 每个护士只负责一到两个病人，在普通病房每个护士要负责整个片区好几十号病人，前头在这个病房打针，后头那个病房就有病人按铃要吃药。因此一切贴身的日常护理，比如端屎端尿、抹身换衣服等需要家属或者护工配合。虽说普通病房的病人病情相对较轻，但护工也并非具有专业护理培训资格的人士，只是熟能生巧的聪明人，谁不是家人的心头肉，家属自然会特别上心。

我渐渐地发现，隔壁病床受一级保护的女人身患运动神经元疾病，俗称"渐冻人"，由于肌肉萎缩而影响到吞咽功能，前不久做了胃造瘘手术来改善进食。她自己曾经也是个学医的，那两个贴身的私家护理也具有相当的医学常识，一位是她的妹妹，干练利索；另一位是她妹妹的小姑，任劳任怨。这位小姑估计比我还年轻，照料起来无微不至，没事的时候总是捧着一个《营养学概论》。难怪她们时常会对别人带有如此高度的戒备，连主治医生都称赞她们对病人的护理很仔细。按理说，有懂得护理的家人照顾，对病人的心理和身体康复应该都是大有好处的。但事实似乎并非如此。

转出 ICU 的时候，医生叮嘱我的唯一一件事就是好好睡觉，由于 ICU 经常上演深夜抢救的戏码，不同于其他处于昏迷状态的病人，我经常会在半夜醒来，睡眠质量实在有限。偏偏优质的睡眠对人体免疫功能的康复是大有好处的。于是我想转到普通病房就能好好睡。

某夜，当我怀着幸福入睡后，却又在深浅不定的睡眠醒来，暗黄的灯光照得墙壁上的斑点越加明显，布帘屏风上映出两个短发女人变形的侧影。空气中在漂浮着一层如水雾般若有若无、似轻实重的音符，那一把柔软醇和的女声在浅唱低吟着大悲咒。我几乎不能确定，但的确是，我已经醒来。屏着气息，凝神细听，有一对女声在断断续续地对话：

"为什么晚上老是不睡？"

"我很痛，睡不着。"

"又哪里痛了？"

"浑身都痛。"

"吃点止痛药吧。"

"不要吃药了，吃完一样痛。"

"……分明是你心里放不开，不想就不痛了，睡吧。"

"我就是痛，就是痛。"

"……你为什么就这么不争气呢？"


没有人再说话了，那头只是传来一阵低泣。往后的几天，女人的妹妹时不时会对姐姐那小孩般的脾性愠怒不已，而后又抱头痛哭。

人生本来就脆弱如风中的蝉翼，疾病之时更是容易倍感伤怀，肉体的空寂，世事的无常，对解苦救难的精神渴求越发迫切。这是人之常情。历史上，魏晋时期社会曾一度动荡不安，民不聊生，这大大地促使了佛教在中原地区的快速传播。尽管作为外来宗教的佛教，追求"涅槃"的理想境界与当时信仰者对生生不息的欲望并不完全吻合，但在发展中吸收了本土道教的神仙思想和儒家的伦理道德观之后，生死轮回、因果循环的主张便分别与民众思维中生死循环的原始观念和儒家的孝道伦理相合，满足了普罗大众对"生"的欲求。

现代的学者经常在研究中批判或断定，中国是一个没有宗教的国度。现代人在经历了物质极度丰盛的社会发展后心智并没有加速成熟，反而由于信仰的缺乏导致了一个架空的精神世界出现，只要稍加压力，便会崩塌。虽然我对中国的宗教定义和问题之断定有所保留，相反，我认为这里是一片对信仰追求非常蓬勃的热土，但现代人精神世界如玻璃般易碎的事实是毋庸置疑。而疾病为身体所带来的疼痛无疑更是如最后一根稻草般，在精神的苦难不断加深之际击碎情绪最后一道堤坝。

我开始了解为何她们总是处于高度戒备的状态，是生怕一切外界的刺激给原已不堪一击的病人带来更不可修复的伤害。回想起来，我也曾为疾病所带来的身体失控而陷入焦虑不安的状态，要把身体交给完全陌生的他人来照料，怀疑和焦虑的恶性循环不断加剧身体的沦陷。身心二元的论调顿时变成鸡和鸡蛋的问题。到底在疾病状态下的身心是如何相互博弈？到底治病是治身体？还是治心灵？

我曾经请教过医生这个问题，不知是问题太复杂还是太简单，他只是轻轻地说了一句，乐观的心态对治疗一切疾病都有好处。这个道理谁都明白，无论旁人如何干着急，究竟身体是属于自己的，谁也代替不了谁生病，能打破这个困局，甚至在其中得到丝毫的乐趣，恐怕不是听一宿的佛经便能看透人间种种悲欢离合。

接下来的好几个午夜，我都听到那把温纯的女声在唱佛经和气若游丝的低泣。由于夜晚没睡好，白天便成了她们睡觉的时间，日夜颠倒了一周，我感觉自己也成了国家保护动物—大熊猫。但这种状态不能维持多久，我还没有投诉，护士和医生已经开始强制白天病房要开灯。没过一周，我已经可以把身上剩下的管子都拔掉，可以说话，吃东西，到处走了。每天打完针后我就立马下床，好好地到病区逛逛，四处找人说话，逃离我那个可怕的病房。

偶尔到二区看看，遇到之前在 ICU 照顾我的姑娘下班也聊上几句，第一次认真地看到原来姑娘的个头很小，倒是长得很俊俏。二区后头的病房还有很多病人，连走廊也睡满了，护工阿姨都是从湖南岳阳来的，个个笑靥如花，大声说话。除了春节，很少回老家。

渐渐地我了解到，隔壁床的女人已经在这住了两个月有多，同房的病人都康复出院几拨了，她做完手术依然不见任何起色。之前睡我这张床的是位老太太，她还为不能看电视的事很勇猛地和她们干过架。阿姨们还打赌，等我出院的时候她肯定还在病房里不知日夜地躺着。我看着病房那扇黄色的门，不知她是否明了春天已经来了。

又过了两周，某天突然有好几个男人来探病，原来是女人的丈夫和妹夫，还带上了孩子。我第一次清楚地听到她说话的声音，宛如隔了一层水汽从远方传来，孩子们还不懂事，丈夫却在身边陪了她一宿。这是有史以来没有听到午夜大悲咒的好觉。丈夫和孩子在深圳生活工作，恰逢周末过来探病，他们一走，所有东西重新归位。

清明节前后，医生通知我可以出院了。那天妈妈准备好衣服，老早来帮我收拾东西回家。走的时候我到阳台收回好不容易晾干的毛巾。听见鸟儿在树上叽叽喳喳地叫，发芽的嫩叶在枝头探出脑袋，微弱的阳光从棉絮样的白云间透出，照在黑褐色的枝干上，湿漉漉的水汽映出一层亮眼的光晕，空气中处处洋溢着似有若无的花香。我张开双臂，迫不及待地拥抱这个世界。

我回头，看到躺在床上的女人正看着我，我对着她微笑了一下，她便闭上眼睛了。但愿，她能看得到，这人间的四月天。

# 手 臂 上 的 十 字 架

自从我转到普通病房，可以下床以后，只要一找到机会，我就会在病区里四处溜达。虽然医院不是公园，没什么好玩的，而且到处都是细菌，但总比留在不能看电视，不能开灯，比学生宿舍管得还要严格的病房要好。护士都很忙，要不配药打针，要不护理病人，最多只能和我聊几句，护工阿姨更加忙，不是倒屎倒尿就是在擦身抹背。

这个病区一共有六个阿姨，分两组两班倒，每个病人请阿姨基本都是一对多服务。只有前头单人病房的那个病人，一个九十岁的老伯，让阿姨一对一地看护。据说他以前是红军，年轻的时候打过地道战、游击战好不容易活下来的，身上的刀伤枪伤仿佛在诉说着英勇的事迹。从前勇敢无畏的英雄现在只能日夜蜷缩在病床上，靠营养液维生，不知他梦里见到的是杀敌的战友还是老家的乡音。不知是幸运还是不幸，能像老伯那样的病人只是少数，大多病人只能挤在狭小的多人病房中，甚至是走廊过道上接受治疗。

有天傍晚，晚饭后我照常在病区里溜达，护士把白天主要的护理工作都干完了，现在才有点时间放松一下。我和几个年轻的护士在前台聊起来。突然病区门外一阵骚动，远远地听到有人在呼喊，眼看几个急诊的护士、医生还有家属使劲把病床推进病区。还没看清病人是什么样，只听到一个男人挥舞着手脚不断在喊，像是一头野兽在被猎人打伤后发出愤怒又无奈的呼喊，声音把整个病区都震动起来了。

家属和医生慌忙按住男人的手脚，护士在一旁迅速地为他打了镇静剂，过几分钟才渐渐安静下来。由于病房已经满了，男人只能安顿在走廊的过道上。家属在一旁又慌又乱，护士利落地开始准备各种护理设备，医生在交接病人的情况。他们把病床围起来，无论大家怎么好奇地张望，都不清楚目前的情况。我旁边站了一个拄着拐杖的老婆婆，她轻声叹息道："又是苦命的人啊。"我忍不住还是朝那边看了一下，隐约看到从布屏风的缝隙中露出一条细小的胳膊，上面纹了一个十字架。

接下来的几个深夜、清晨，整个病区都会听到"十字架"不定期的吼叫，有时还隐约听到他仿佛在骂什么。他每次吼叫都让人觉得心里发毛，特别是夜深人静的时候，一声从黑暗深处传来的狂呼怒吼似是要把人灵魂深处的原始野性释放出来。到了清晨，又如铁笼中舐舐伤口的困兽在呻吟。白天时不时高声的尖叫又像是呼唤同伴来援救的孤胆英雄。

久而久之，病人之间开始流传，说他有精神病之类的，还说他半夜会起来打人。我心里不禁觉得好笑，这里虽说是神经科，可不是"神经病科"呢。不知从哪位消息灵通、神机妙算的人士处流出了关于"十字架"的身世故事。他是个二十来岁的小城青年，家里小康，在三个小孩中排行最大，十几岁的时候丧母，后来中学辍学，独自来到广州打工。到了大城市之后换了好几份工作，售货员、快递员、洗头小弟、送餐工，混混沌沌地过日子。后来交了一个小女友，他还把女友的名字做了纹身，但女友嫌他没本事，不久便离他而去。他接受不了就"发疯了"。还有一个版本说他认识了很多狐朋狗友，还加入非法社团，手臂的十字架纹身就是标志。在外面疯玩就得了怪病。有些更激烈的意见认为有纹身的人皆为不法之徒。

对于各种奇怪说法在病区里流传，其实不难理解，病人都在同一个密闭的空间里，过度关注自身的疾病，任何一些他人的异样都会引起他们莫大的兴趣，这样可以潜意识地暂时忘记所处的厄境，有一种回归真实生活的感觉，也可以将一直紧绷的神经放松下来。他们不是不懂同情的险恶小人，只是被疾病折磨得太久了。护士闲聊的时候告诉我，他一直处于昏迷的状态，所有吼叫、打人的行为都是无意识的，是病态的表现，但暂时还不知道病因，也许是神经中枢被病毒感染。

有几次在病区散步的时候，我特意走到他的病床附近，他的脸充满稚气，一直紧闭双眼，全身肌肉紧绷，就像在梦中被追杀一样痛苦。手臂上的花体十字架不知能否帮他驱魔？

我对这个十字架的纹身更感兴趣。纹身，是一种很古老的艺术，属于一种原始社会的传统习俗，主要是使用尖锐的物品，如石头、骨片、骨刺、植物的刺、刀、针等在身体上刺出具有装饰性的花纹图案，然后涂上植物或矿物颜料形成图案。世界上几乎所有的民族都存在纹身习俗。

在原始社会中，初民信奉泛灵论认为自然界一切的生物都具有灵魂，且可以互相转化。他们会选择一种自然物作为图腾来崇拜，渴望能获得它身上所带有的神秘力量。许多部落会崇拜凶猛的动物，认为把它们的形象作为纹身的装饰，就能被动物视为同类，从而免受伤害。古籍中也有记载："（越人）常在水中，故断其发，文其身，以象龙子，故不见伤害也。"（《汉书·地理志》）

此外，一些少数民族把纹身作为确立集体认同的象征，甚至是等级身份的标记。"疼痛的美丽"对于某些民族来说，也是过渡仪式特别是成人礼的一种。普通的波利尼西亚人只能在身体部分位置纹身，只有贵族和立有功勋的人才能全身纹身。云南的少数民族中傣族男子不纹身者会被"祖先"驱逐；独龙族的妇女祖祖辈辈在脸刺上几何花纹，因此《南诏野史》把独龙族称为"绣面部落"。在传统的汉族社会中，受到儒家文化的影响，身体是不能被随意损伤，反之，纹身也成为刑罚的一种。在日本，人们把这种刑罚称为"入墨"。

人类作为文化的动物，赋予了纹身丰富的文化蕴涵，使它成为一种具有文化功能的标志符号，成为图腾崇拜的象征、氏族的标志，进而成为包括祈求生命、繁殖、生产、避灾求福、等级身份、思想意识、艺术追求等等内容的文化综合体。

随着时代的发展，被视为"落后文明"的纹身逐渐在少数民族生活中褪色。更有趣的是，日新月异的专业纹身技术也使得纹身从过往简单的图案变得更精致、复杂。纹身却摇身一变，成为了进步的现代社会中一种亚文化的符号。传统纹身大多以凶猛的动物为图案，可以视觉形象建立一种权威力量以震慑对方。现代的文明社会自然会视之为"野蛮"的残余，自然产生恐惧和抵触的情绪。纹身所带有集体认同、权威确立的文化功能被社会边缘的团体所利用，以暴力色情等禁忌形象反叛主流社会规则和文化价值。自然，社会大众会认为纹身者是危险人物，因为纹身在现代社会被污名为原始的神秘力量。

但与此同时，纷繁芜杂的纹身却能迅速被识别出所代表的亚文化群体，也成为了被社会边缘化的标记。一旦打上这个标记，无论走到哪里，人们对之不是惶恐便是鄙夷，纹身者不得不承受主流社会的异样目光。这使得纹身在现代社会中蒙上异样的色彩。

远远望着躺在病床上的"十字架"，不知这个年轻的男孩背后有怎样的故事。他的十字架代表的是耶稣的苦难还是驱除恶魔的大能，或者，只是一种流行的时尚。无论他是怎么样的人，在疾病面前，都是一样。他来了病区已经有十多天，但治疗一直没有什么效果，人也没有清醒过来，只是偶尔在吼叫的时候睁开眼。这几天来探病的家属也越来越多，全部挤在走廊上，有个老奶奶哭得特别伤心，不知是不是他的奶奶。

过了几天之后，大概也是傍晚时分，那天特别闷，春天的潮湿空气在室内滞留，连呼吸都带着水汽，很不畅快。我只好到走廊上去透透风。刚在病房门口坐下，便看见有一名高大的神父快步走进病区，后边跟了一个矮小的老妇人，她小碎步地慌忙跟着，我仔细一看，原来是"十字架"小个子的奶奶。

只见神父一直走到他的病床前，在旁的亲属便和他细细地交谈了一番。虽然我听不到神父在说些什么，但他安慰的语句使得在旁的亲属原本充满忧虑的面容也渐渐放松下来。神父又转过身去，面对着病床，认真地凝视着病人，然后打开手上的《圣经》，开始念起来。我不禁微笑，主啊，你要来收自己的牧羊了么？那些失去的，被驱逐的，受伤的，生病的，你都一一找到治好了么？

由于离得太远，听不见他念的是哪一段，但我看到他胸前的十字架在灯光下泛着一层银光，和病人手臂上的纹身几乎一样。

# 女　体

　　自从患病以来，我才发现这个病特别青睐中青年的女性。根据医生的说法，这种疾病原来主要是在更年期妇女间发作，随着生活环境的变化，而今渐渐把魔爪伸向青年女性。到了老年，男性病人的比例却相对增加，且多数伴随有恶性病变。倘若是青少年或儿童发病，则不具有明显的性别差异，且多数患儿病症较轻。

　　如果不曾患病，我永远不会知道原来有一种病是带有如此强烈的性别色彩。该病是由于免疫抗体紊乱导致肌肉活动受限，故发病时，身体会出现肌肉无力，从而使外表发生变化，如眼睑下垂、脸部肌肉僵硬、四肢乏力，甚至呼吸困难等。治疗期间身体也会受到药物的副作用影响而改变。更重要的是，作为一种罕见病，社会对这种疾病的了解甚少，病人往往要承受更多异样的眼光。甚至，会被误解为不能治愈，具有遗传性和传染性的疾病，一旦得病，很多女性非但得不到家人的理解和关爱，反而被当作是扫帚星。

　　疾病不仅随时会摧毁她们的身体，无情的抛弃还将会推她们跌落深渊。那些曾经如花般美丽的生命，一片辉煌的艳光，有的被疾病摧残得花残叶落后依然傲立枝头，但有的却不堪重负，在风刀霜剑中红消香断。除了神伤悲歌，借一抔净土掩其风流艳骨，我只能借词句作护花春泥，孕育出来年的明艳鲜妍。

## （一）

为了治好这个病，我从患病开始就没有停止过寻医问药的脚步。全市最好的西医院、中医院，最有名的神经科教授、退休中医泰斗，能去的都去了，能找的都找遍了。

有一次很艰难地才求医生加到号，前面还有八十多个人。医生提早在下午两点开始出诊，从就诊大厅一直到诊室的走廊全都是黑压压一片的病人，诊室里除了医生，还有两个学生在帮忙记录医嘱，旁边还站了一团团的病人、家属。有许多病人双手都拿着行李，从外地风尘仆仆赶飞机赶火车来看病，一副副疲惫的眼神，一个个深锁的愁眉，一双双布满血丝的眼睛焦虑地盯着医生如何为病人断诊，生怕遗漏一句半字，说不定那是治愈的良药。

诊室只有医生和病人低声简短的对话在徘徊，小小五个平方米的房间却聚集了无数沉重的呼吸，笼罩成黑云。不断暗暗升温的空气似乎要随着急促的心跳声膨胀爆炸的炸药一样。我仓皇地从人群中逃出一条生路来。

我选了一个远离人群的靠窗位置坐下。看着电子屏幕上的排号，十八号，再看看自己手上拿的挂号纸，赫然写着"八十七号"，我闭上眼睛，真希望时间就在这弹指间过去，或者倒流，回到生病之前。

突然感受身旁有人无声地靠近，我慌忙睁开眼睛一看，原来有个女孩坐在我旁边的位置。女孩看上去比我还年轻，大概二十岁出头。顶着毛线帽子，耳际露出黝黑的短发，冷得发红的鼻尖一张一翕，身旁放了一个小背包，脚下还有一个大袋子。她从背包中拿出面包直接就啃了起来。也许她也感觉到有人在打量她，转过来对我笑了一下，嘴边还有零星的面包屑。我尴尬地点了头。

**不消几秒，她咕咚咕咚地喝了几口水，对我说："你也是来看病么？"**

**我支支吾吾地回答："嗯。"**

她放好水瓶，接着说："你是第一次来吧，刚开始发病吧？我都已经病了有五年了。"

五年？我惊恐地看着她。

"是啊，我发病的时候才上中学。我特别皮，最爱上体育课了，那次我跑了好远的路，回家之后就发病了，走不到几步就摔倒，后来蹲下去就起不来了，连裤子、衣服都穿不起来，拿个杯子都是不可能。"

我听着她讲自己的发病史，那轻描淡写的神态就像在说别人的故事。

"我是从粤东的小城镇来的。我们那些小地方从来没见过这样的病，爸妈都吓坏了，以为是撞了邪。还让法师上门给我驱邪，拿一个很大的棒子往脑袋上敲，一边敲我一边哭。后来才知道是病，要来广州找大医院才看得好。"女孩说道。

穿不了衣服？拿不起杯子？我以后也会变成这样吗？！

想着想着，我不禁地流下眼泪，冷冷的泪水，在脸庞滑落，好比小刀一下下地在割。一双温热的手抚摸着我的脸庞，为我轻轻地擦掉泪水。

"我不是存心要吓到你的。每个人的病情不一样，你也许不会像我这样的，无论如何，一定要坚强，一定要相信自己会好起来的。"她温柔地对我说。

从确认我得病的那天起，我就知道这个病会有多严重，也做好了心理准备，它会在无声无色中夺走你的眼睛、你的手脚、你的口舌、你的呼吸，一旦不小心感冒引发肺部感染，随时都有生命危险。我一直都不敢相信，也不肯接受，直到今天，从她的口中听到这样的话，我才意识到自己是个彻彻底底的病人。藏在心底的悲伤、恐惧、焦虑等情绪终于冲破了刻意维持的冷静，我在一个陌生人的肩头，放声大哭，一把把的泪水口水抹得她的外套都湿了。泪眼婆娑之际我看到了许多人投来好奇的目光，但我没有打算停下来。一直在哭。

**女孩只是轻轻地拍着我的肩膀，喃喃地说："哭吧，我知道你受委屈了，哭出来吧。"**

不知哭了多久，我也哭得累了。电子屏幕显示"六十八号"的时候已经是傍晚六点四十四分了。女孩刚刚走向诊室，下一个就轮到她了。我帮忙看着她的行李。想着刚才真是太失礼了。过了半个小时，她抓了二十多包中药回来。

"好不容易才来一趟，我们那边很多药都没有的，只能这样做搬运工了。"女孩不好意思地说。

"可是这样你不会很累吗？怎么都没有人来帮你呢。"我好奇地问道。

"我爸妈为了我已经用了很多钱，借亲戚的钱还没有还呢。他们都去深圳打工了。我一个人可以的，现在已经稳定很多了，没事。你饿吗？我这里有面包。"她又笑了。

**"你，有男朋友吗？"我试探地问道。**

**她尴尬地笑着说："小时候定下的娃娃亲都散了。"**

我再也不敢问什么了。

等到我看完抓好药的时候已经是晚上八点有多了。走出医院，城市的夜晚被五彩斑斓的路灯装饰得绚丽夺目，一派热闹非凡，路人却无心欣赏，脚步匆匆，顶着冷风赶回家吃一口热饭。我和女孩提着大包小包一起在路边的车站等车，她说了很多家里的事。那副欣喜的样子在黑夜中也暗暗发光。

上了公交车，我隔着玻璃窗看到她在使劲挥手，嘴巴不知在说着什么。看着她的身影一直变小、消失，我才发现，连她叫什么名字我都不知道。


## （二）

我并不认识菲菲。我认识的是她妈妈，当我知道她的故事时，她已经去世了。

她是一个很优秀的女孩，比我年长五岁，长得高大靓丽，自小在知识分子的家庭中长大，从城中著名学府毕业后一直在外资公司工作。不到五年的时间，已经从一个普通的职员晋升为部门主管。还有一位同样优秀的男朋友，两人从高中开始恋爱，一起奋发考大学，一起在各自的岗位上努力向上，假期一起去旅游，就等着买房结婚了，共筑美好未来。可谓是天作之合，羡煞旁人。但菲菲得病的消息却有如晴天霹雳，打碎了原来所有的花好月圆。

听着白发苍苍的菲菲妈妈在说着女儿生前的故事，我也不禁感到悲凉。菲菲妈妈从前是个中学的英语老师，举手投足都有一番优雅的气质，但女儿的病不仅吞噬了自己的青春年华，也辗碎了父母原本安稳的晚年生活。菲菲妈妈迷蒙的眼中总是含着一汪泪水，有如浓雾的春天，萦绕诉不尽的哀怨。谈及女儿的猝然早逝，菲菲妈妈更是失声痛哭，瘦削的脸更显憔悴。

菲菲一开始发病不算很严重，但他们一家也没有掉以轻心，到处找最好的医生来治，父母更是劳心劳力，亲自去采购最好的药材回来熬药，据说在阳台都做了个小药房那样了。菲菲自己承受的压力也很大，本来当年就要升职为地区总监，病情轻的时候还以为可以一边看病一边上班，结果，病来如山倒，病去如抽丝。这座大山最终把菲菲压得喘不过气来，她不但手脚无力，生活自理受到影响，而且也病及吞咽功能，喝水会呛到，吃饭会噎到，家里人开始听不清楚她说的话，不难想象，只要不小心感冒了，就有并发肺部感染的危险。她根本不可能再工作，别说同事投来异样的眼光，客户投诉日益增加，工作能力不断下降，她那高傲的头颅怎么会受得了这样的折磨，最后只能辞职回家养病。

有一次，菲菲半夜起来上厕所，当时她自己房间附带小卫生间没有装马桶，她一蹲下去，就再也没有力气站起来了，一个人坐在厕所的地板上，身上沾满了污物，一直在低泣，不敢吵醒隔壁房熟睡的父母。到了第二天的早上，菲菲妈妈才发现她躺在厕所的地板上睡了一晚。

听到这里，我几乎可以想象当时菲菲过的每个绝望日子。一天又一天，今日和昨天没有区别，明天和今天也没有区别。身体不痛不痒，就是悄无声息地开始散架，梳不了头，刷不了牙。除了每周复诊会出门去医院以外，她哪儿都不去，只是窝在房间里看着窗外发呆，或者闭上眼睛躺着不动。为了让女儿舒服一点，菲菲爸爸还特意把多年不开的车找回来，这样菲菲就不用在搭公交车的时候因为踏不上车梯被司机咒骂，坐的士的时候忍受司机从后视镜飘过的奇异眼神。虽然病情越来越险，但父母的耐心照料以及接受了糖皮质激素的免疫抑制治疗，暂时把菲菲的病情稳定下来。菲菲偶尔还会笑，还会和父母聊聊。

菲菲妈妈抹了抹眼泪，突然用憎恨的语气咒骂起一个人来。我当时很震惊，一个庄重矜持的女士瞬间变了市场骂街的泼妇，口中吐出一句比一句难听的话，就像一头怒吼的母兽，为了保护幼子随时要去撕咬敌人。

原来在那儿之后不久，菲菲的男朋友来看她了。这是菲菲生病之后两人第一次见面。但与此同时，药物的副作用也使得菲菲的面容开始发生变化，满脸地长痤疮，脸蛋从鹅蛋脸变成浮肿的满月脸，整个人都变了样。但菲菲还是很高兴，那天早早起来，让妈妈帮忙洗好头发，选了最漂亮的裙子，悉心打扮，打起精神要去和男朋友见面了。

他们选在以前约会经常去的咖啡店，菲菲爸爸开车送她到了就一直在附近的停车场等着。终于见到那个相恋十年的爱人，她有满腔的委屈想要倾吐，那些不敢告诉父母的话，都想要好好告诉他。或者，什么都不说也可以，只要拉一下手，一个温柔的拥抱，都可以给菲菲继续活下去的勇气，让她知道，无论她变成怎样，还有一个人在爱着她。

可惜，等来的不是男朋友的抚慰，而是冷酷的分手决定。原因很简单，就是菲菲的病。男朋友直接表示，这个病不是一时半刻会好的，家里的父母也不想娶一个有病的媳妇回家，到时不知道是谁照顾谁。就这样，疾病把菲菲引以为傲的东西一而再地夺走了。

从此以后，菲菲就变得更加沉郁了，悄悄地减药，甚至是抗拒吃药，乱发脾气，一耳光接一耳光地往自己的脸上抽，一把又一把地扯自己的头发。原本如花似玉的姑娘硬生生折磨成面容枯槁的老太太。父母除了干着急，暗地里咒骂那个无情的梁间燕子，也没有别的办法。几个月之后的冬天，菲菲突然感冒了，难以避免地并发肺感染，送到医院抢救就再也没有回来。用菲菲妈妈的话来说，她是存心要死了。

菲菲妈妈恨，如果不是那无情的男朋友，菲菲也许今天还活着，一切都是他害的。看着菲菲妈妈满头白发，我不由地叹息，傻菲菲。也许正如波伏娃所言，爱是一种外向的活动，一种指向另一个人、指向与自己相分离并明显有别于自己的存在、指向可以见到的终点——未来的冲动。爱情让女人的生命更鲜活，女人对爱的执着，让她们永远停不下追求爱的脚步。然而，残酷的生活不是爱情，满途荆棘却将忘记自己的女人伤得支离破碎。

## （三）

在 ICU 的某个失眠夜里，我照常试图数食物催眠自己入睡。当我数到肠粉的时候，房间突然亮了大灯。咦？又要抢救了吗？我看到旁边的病床推进来一个中年妇女，大概比我妈还年轻一点，医生还跟她在说话，有一个年轻的男孩拿着一大包东西站在边上。后来我才知道，这个是女人的儿子，今年才十九岁。

医生一直在和女人说话，声音不是很大，但我渐渐地听明白了，她和我得了一样的病，而且是个老病号。由于肺部出现轻微感染入院的，医生给她打了针，正在劝她趁着药效还在赶紧插管上呼吸机，否则之后有可能会出现危象。我插管上呼吸机是在昏迷休克的情况下进行的，所以后来别人问我痛不痛我都无从回答。这次可以看到有人在清醒的情况下插管，我还挺好奇的。

医生一直在劝她，但她很难缠，死活不答应，站在一旁的儿子也拿不定主意，只能打电话让老爸赶紧来。儿子说了没几句就把手机递给老妈，电话那头的声音很焦急，女人不知哼哼地说了什么，反正最后还是被丈夫说服了，愿意立马插管上呼吸机。没过几分钟，值夜班的麻醉科医生就来了，利落地打了两支速麻，不到几秒就把气管插管做好了。再接上呼吸机，大家都松了一口气。医生处理危象的经验肯定不少，但生死关头没有人能打包票，既然可以赶在时间之前做好准备，对病人来说当然也是一件好事。

可插管的病人在治疗过程中所承受的痛苦也是非同一般，喉咙极度不适，气道会变得干燥，声带水肿，同时气管为了抵抗异物感会增加分泌物，无疑为吸痰造成更多不适。长期插管甚至会导致气道内壁粘膜缺血坏死。所以半夜自己拔管的病人在 ICU 里并不少见，因而刚插管的病人会被绑起双手，防止拔管。

插管术做完几乎是半夜两点了，女人的儿子把一些生活必需品留下，办理好入院手续之后就离开了。到了第二天医生来查房的时候，我才隐约得知，女人今年五十一岁，患病已经三年，在一年前完成了胸腺肿瘤切除手术，但术后情况波动较大，这次已经是术后第二次入院了。过了没多久，有一个男人走到她的病床前，很温柔地抚摸着她前额的头发，问起昨晚的情况。女人已经插管，自然是无法回答。男人从包里拿出许多东西来，有保温瓶、奶粉、杯碗等。看来这位就是她的丈夫了。摆好东西，男人二话不说去打了两盆热水来，准备帮妻子抹身。医生刚好进来，直夸男人是难得少见的二十四孝老公。

**"我在神经科这么久，什么样的女病人都见过，好多老公都主动要求离婚，但像你这么无微不至照顾老婆的真是少之又少啊。"医生赞叹道。**

**"我只是为其夫，尽其责。"男人羞涩地回答。**

虽然女人没有说话，我也看不到她的神情，但想必此刻她的心比喝蜜还要甜。接下来的几天，女人的丈夫天天都会来探病，无论早晚，必定要帮她抹身，还会带不同的汤水来给她补充营养，淮山炖排骨、瘦肉水、党芪煲鸡等，虽然我妈也会给我带汤，所谓隔离饭香，我经常馋得要流口水尽管通过鼻饲喂食的我根本尝不到食物的味道。在旁人看来，他们真的是恩爱夫妻，医生护士见到他们都很开心，几次连我妈也开起他们的玩笑，比谈恋爱的恋人还要亲密。

男人不由地谈起两人恋爱的故事。上山下乡的知青生活是两人相识的开始，活泼灵动的大辫子遇上老实肯干的小伙子，多少青葱岁月都付诸贫瘠的乡野，但他们依然快乐。那些年没有丰富的物质生活，没有大胆的恋爱告白，只有默默的相知相许。等到知青回城的时候，两人才开始正式确立关系，等工作稳定后就开始结婚生子，组织家庭。一晃几十年过去，相濡以沫的婚姻生活平淡如水，也有滋有味。偏偏一场疾病就搞乱了正常的生活，女人提早退休，男人每日奔波在医院、单位和家的路上，几次病危几次入院，男人一直都在身边守候。

**"当年结婚之前我答应了她老爸，一定要照顾她一辈子，无论如何都要做到。她生病已经很痛苦了，我不会不管她的。"男人一边帮妻子梳**

头，一边淡淡地说。

一旁的我听得流下眼泪来。

有这样的精神支持，我相信女人很快会痊愈，何况在进来的时候病情也比我要轻。直到转出 ICU 的那天，我才真正看清楚女人的样子。斑白的长发，略胖的脸庞，单眼皮，额头眼角都有些许皱纹，鼻子有点塌，除去疾病对面容的残害，她也只是一个普通的女人，并不说得上漂亮。但这副平凡的面容却一直留在我的心上。

当我再次遇到她的丈夫，那时正在医院复诊。他比数月前消瘦了不少，当我妈热心地问起女人的病情，男人强忍着悲伤，淡淡地说，已经病故了。得知这个消息我惊讶地说不出任何安慰的话来。我唯一确信的是，疾病只是打倒了女人的身体，而不是他们的爱情。

这些和我擦肩而过，甚至谈不上认识的女性，只是千千万万个病友中的几个。之所以记录下她们的一些事，只是为了让我自己记住，疾病在磨蚀我们的身体的同时，还有一股更顽固、更强大的力量在操控我们的命运。身体，除了是健康和疾病对抗的场域，女性的身体，更具有性别和性的象征。女性的身体，男性的目光，女性对自我身体的觉察往往与他人的目光密不可分。前凸后翘、面容姣好、青春靓丽才是女性必备的特征，原本不具有性别特征的器官变为女性专属。生而为女人，生育更被视为是一种自带的功能。一旦达不到以上条件就要接受被抛弃的命运。

患病的女性身体，在社会目光下往往在悄然地影响着女性在两性关系中的性别地位，甚至被剥夺女性的生理权利，不敢生育，接受丈夫出轨，仿佛一旦生病，女人就不再是人。疾病，活生生地将女人和她的身体割裂开来。

也许女性主义会批判父权社会对女性身心的摧残，但无可否认的是，经历了数千年的社会发展，我们，作为女人，自出身开始就生活在一个充满矛盾的世界，被制造成女人。既是女儿，又是妻子，既是母亲，又是爱人。温柔、顺从、充满欲望、追求爱情、渴望自由、惧怕孤独，女性的身体赋予她最强大的武器，也成为她最致命的弱点。在工作和家庭间进退维谷，消耗自己，却在疾病无情的蹂躏之下腹背受敌。她们的命运，全凭他人操控。

但女性并非软弱的受害者，有时，她们，也是自己的帮凶。女性将自我的身体存在建立在他人的目光之上，并内化为观察自己的标准。这样，女性的身体就时刻生活在被监控的世界中，时刻要为他人呈现出最好的自我形象。倘若做不到或失去他者的赞赏，她们首先就自我否认起来。这便是女性的悲哀。只有等到她们打破身体处于一种被观察与自我观察的恶性循环，才能明白到，不为他人而活着，不再囿于与男人之间所谓的爱情关系之中，才能绽放出生命最绚烂的光华。

世人总是喜欢用花来比喻女人的娇媚。其实也是暗示了凋谢的必然命运。花开花谢花满天，花落人亡两相知。有的已经逝去，有的还在坚强生活。人和花一样，都会遇到不幸和死亡。一朵朵的花儿只是万朵花儿中的一朵，一朵开败，还有一朵待放。一朵挨一朵，一个接一个，准备着向世间绽放美好芳华。生命的长河，是永开不败的灿烂丰盛。

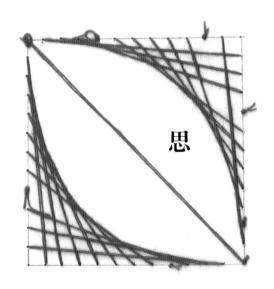

思

身体是自己的，

又 ~~　　　　　　　　~~ 不是自己的。

它是人唯一的故乡，

还是，社会的 ~~　~~ 试验场。

# 自 我 改 造

生老病死，就目前而言，是人类必经的命运之路。我们无法选择自己的父母，也无法选择自己的身体。但人类从来不服输，特别是在变幻无常的现代社会，只有确立对身体的自主权，才能从中获得自我存在感。既然已经获得掌控身体的主动权，那么任何所谓天生的瑕疵都应该加以修改，从而变成心中想要的样子。在这个时代，医学技术的发达早已为雕塑身体创造出各种利器。身体，不再仅是承载着人的意识和机能的生物体，而是一幅能够随时被修改的画作、一个能不断被更新的故事、一份随意被打造的皮囊。

当我在 ICU 住院的时候，有天晚上，一名年轻的值班护士悄悄地从外面带了一个女孩进来注射区。女孩紧紧地跟在护士后面，生怕会迷路一样。那段时间我睡眠质量不高，很轻微的动静都能察觉。当时已经是夜晚休息的时间，室内的光线也调暗了，我看不清女孩的脸，但我清楚地看到她的双眼包着纱布。只见护士在注射区拿出了一些药水，为女孩拆开纱布，滴在上面，女孩开始啜泣。护士低声地说着什么，女孩忍着泪水，等药水滴完，护士把纱布盖好，就让女孩离开了。我感到很疑惑，但并没有说什么。

接下来的几个晚上，只要是这个护士值班，我都会看到她带女孩进来滴药水。唯一的差别就是女孩眼睛上的纱布渐渐不见了。我没有把这件事太放在心上。

直到后来有一个晚上，这个护士值夜班，我睡觉之前她来帮我吸痰的时候，自己反而谈起了这件事。

**"你真的很勇敢。我经常告诉我表妹，你看人家生大病都不哭，你才动个小手术有什么好哭的。"她自言自语道。**

**我不由地笑了起来，在写字板上写了一句，"我哭的时候你都没看到"。**

她的表妹，正是用纱布包着眼睛的女孩。原来女孩几天前刚做完了割双眼皮的整形手术，伤口经常有点痛，护士怕是发炎，就悄悄地带她进来滴消炎药水。

"我这个表妹，从小就很怕事，长得也不怎么样。没有什么主见的，唯唯诺诺。这次听说她要割双眼皮的时候吓了我一跳。说是怕大学毕业找不到工作，就割个双眼皮，变漂亮点。"她接着说。

听她这么说，虽然有点意外，但也不稀奇。这就是一个以貌取人的世界，长得漂亮的人的确占了很多便宜。为了争取更多机会而整容的人，特别是女性，在生活当中数不胜数。可是如果每到一个人生折点都要往脸上动一下刀，那到最后，你怎么跟自己的孩子解释呢?

护士根本没等我写完回答就继续说，"其实，这样也不是什么大事。但我怕她到最后还是找不到工作。倒不如赶紧找个人嫁掉算了。"

人，生活在一个伪造的身体之下，这远不是一个脱胎换骨，再世重生的过程，而是将身体和精神的完全割裂，甚至，让自己忘记它们之间的关系。自从我们进入视觉称霸的时代，外表就成为了现代社会的专制君主，人类必须臣服在她的脚下。各大杂志封面、宣传海报无不以面容姣好、身材傲人的美女来夺人眼球，电视电影屏幕上出现的都是一个个如芭比娃娃一般年轻完美的女明星，选美比赛上参赛选手都是美丽的代言人，连卖纸巾的广告上，都是漂亮女孩的天下。

愉悦，正是这个时代的娱乐主题。我们在消费商品，社会却在消费我们，它在营造出一个假象：这里只有完美的身体，没有丑陋的容颜；只有年轻、漂亮才是社会价值的主流，皱纹、肥胖、矮小等都是反人类的，应该拿去人道毁灭。其中肥胖被视为最难以忍受，它不仅是毁灭一个人外表的方式，也是展露个人好恶节制地进食的贪婪欲望。讽刺的是，人们把这种他人的审美桎梏视为自由和解放，乐此不疲地追逐日新月异的标准外表。

这种价值判断对女性的影响尤为巨大。女人的价值只在于她的身体，其他什么都不是。既然自然美可遇不可求，倒不如靠自己的力量寻找人造的美丽。从塑身节食、美容化妆到整形，女性将其价值内化后将这项美丽事业进行到底。美国曾有一名女子在十二年内整容四十四次，最终变成芭比娃娃的模样。乌克兰的母女三人都把自己整成芭比娃娃一样完美。

根据国际美容整形外科学会近年的资料，中国已经成为世界第三个整容消费大国，仅次于美国和巴西。其中割双眼皮、割眼袋、隆鼻、削骨、垫下巴和隆胸是中国六大最受欢迎的整容项目。由于近年受韩国明星的影响，锥子脸成为女孩标准装备，削骨术成为热门。

　　全中国整容消费产业的参与人数超过一亿，其中六成以上是年龄在二十到四十五岁的女性，平均每人消费八千元人民币，市场总产值达到五千亿人民币。赴韩国进行整容手术的中国游客每年成倍数增长。如此一个欣欣向荣的产业，实质却是用人命换金钱。在临床手术上，割双眼皮、割眼袋、隆鼻、隆胸这四项整容术的失败率高达八成，其中削骨和垫下巴是最危险的手术，每年在手术中因失血过多而死亡的例子不胜枚举。在过去的十年，中国整容手术总共毁掉了三十万张脸。还有一成的整容者在术后因劣质的假体材料出现各种后遗症，有些隆胸者甚至最终被迫切除乳房。

　　显然，即使我们有服装设计师的美感和能力，但身体却不是一件可以随时被缝补再设计的衣服。我们可以利用各种科技手段铸造完美容颜，但终究是抵不过时间这个敌人，任何人迄今为止，还没有成功阻止或是暂缓它进攻的脚步。与其说我们的身体是人类掌握命运的证据，不如说，是展示科技和化学品的试验场。一旦身体作为自我身份认同的根基被动摇，那么它就成为这场域上的游牧者，游走在不同的时代审美中。

这样想来，ICU 那位护士说的话，既有道理，又没有道理。她实质表达出一种掩盖在整容术下的谬论，外表可以改造，但人的个性、意识却不能被刀子割开。我们时刻活在社会空间的审美眼光之下，身体，成了一面镜子，照射出他人对自我的判断标准，但自我，却消失在镜子中，只留下灵魂被囚禁在黑暗之中。

如果说整容术只是人类进行自我改造的街巷枪战，那么，性别改造便决然是一场向上帝宣战的大革命。人，自出生起，性别已经被决定了：女人、男人或是由于染色体出错而成为双性人。在性别研究中，酷儿文化体现一种诉求，将人从生理学的界限中解放出来，性别界限并非是自然造物，而是社会与文化的构建，身体，应该生存在一个没有界限的世界中。波伏娃也曾说，女人不是天生，而是社会造出来的。若加上发达的高科技助力，这句话说出来的时候更加理直气壮：女人不是天生，而是外科手术和荷尔蒙造出来的。

许多人想要随心所欲摆脱生理的束缚，克服性别障碍，掌握自己的命运，设计出具有个人独特性别气质的这件外衣，需要的必须是异常强烈和坚定的勇气与决心，这毕竟不是割双眼皮这样简单的手术，拆线就完成了，而是要长期注射激素，维持与外表性别相配的生理特征。变性人通过改造获得的性别，永远处于未完成的状态。

大卫·勒布雷东曾称，"变性人的身体是技术加工的赝品"。我不反对人所做出的任何自我改造的选择，但纵使变性人通过重塑自己的性别来反抗固有的主流文化，从而获得自我认同的快感，这种模糊生理和社会界限的身体改造实质还是在社会价值的窠臼中，从未离开。更甚，它是在巩固外表这个专制君主的统治地位。

在这个外表统治的国度里，整容工厂里生产出的人类都是一个模子里倒出来的，分毫不差。走在路上，迎面而来的都是长得和芭比娃娃和她男朋友肯尼一样的男女，与其说这是一个童话的世界，不如说是个超现实的空间。人最终成为自己设计制造的商品。还没有等技术奇点[7]到来时，机器人、赛博格（cyborg）[8]等占领我们的生活，人，已经自我改造为具有统一化、标准化外表的生物。

如果真的是这样，身体连同自我意识与个性一起正式宣告消失。这真是天大的讽刺，连上帝都要笑人类了。在夺回身体自主权的过程中，科技一直以无害的助力者身份出现。这让我不得不省思科技与身体之间的关系，而这背后还躲藏了另一个更大的支配者——科学（知识），它作为一种知识框架与形态，藉以日益进步的科技形塑我们对身体的认知和想象。原本对自我身体的改造就是要从自然中解放人类，夺取身体的控制权，彰显人类作为万物之灵的智慧，结果，却是落得一地鸡毛。马蒂斯·范·博克塞尔（Mattijs Van Boxsel）[9]曾说出一个达尔文没有告诉我们的事实，痴愚，才是推动人类进步的原动力。请容许我作出些许修改，痴愚，推动了人类技术的进步，但人类的思维，却始终在原地踏步。

---

7 --- 所谓的技术奇点，是一个根据人类技术发展规律总结而出的观点，由于技术发展呈指数级增长，可以预期未来的科技将加速发展，而一旦发生突破性事件，技术将在极短的时间内获得接近无限的爆炸式进步。

8 --- 源于"控制论"（cybernetics）和"有机体"（organism）两词的结合，"赛博格"（cyborg）指的是机械部件和有机体结合的生物存在。

9 --- 马蒂斯·范·博克塞尔，荷兰著名文史学家，着有《痴愚百科全书》（De Encyclopedie van de Domheid）。

# 看 不 见 的 脸

在医院呆了这么久，我认识了好几个很年轻的护士，比我还年轻，一个个二十岁出头的样子，天真烂漫、青春可人，却要每天在他人的生死当中挣扎，可她们的笑脸，也正是这黑暗无边的生活里唯一的光彩。其中一个是我的管床护士小杨，好几次在生死为难之间她都一直在我身边鼓励我，我们的关系也很要好。可惜直到出院，我也没能看清她那张温柔的脸。护士都是戴着口罩，顶着帽子，一来二去，我能看到的只有她的眼睛。不知道她的鼻子长得怎样，有没有酒窝。但她却真真切切地记得我的样子。

有一次去医院复诊出来，她刚下夜班回家，在十字路口遇到我，她清楚响亮地在马路那头叫我的名字："五床，钟！玉！玲！"那时正值初夏，我看到一个淡绿色的身影一晃一晃地站到我的跟前，原来，这位就是小杨。她比我矮半个头，皮肤苍白，鼻子上渗出的汗珠和脸颊上的小雀斑相映成趣，单眼皮，齐刘海马尾头。这张躲在口罩后面的脸和我想象中的差距很大。我忘记了她和我说了什么，她最后只说了一句："我还记得你的脸呢。不要忘了我哦。"

脸，果然是最具社会性的身体器官，只要记住一个脸，就能记住一个人。但对于每个人来讲，尽管我们可以通过身体来感知世界，但身体的某个部分是永远不能被自我直接感知的，那就是脸。可脸上那丰富的表情偏偏又是最能展现一个人的感情和个性的符号，甚至可以说，脸是人类身体的意义之所在。

正如小杨所说，脸是个人身份的证据，那么脸的意义是自个人主义的兴起而被发明的。研究艺术史的学者认为，十五世纪是肖像画开始风靡欧洲的时代。在中世纪早期，只有教皇和极少数的贵族才能拥有个人的肖像画，而且画作的主题大多以宗教故事为主。这样明显是为了宣扬宗教教义。到了文艺复兴时期，人文主义的精神使得人的价值得到肯定。肖像画开始走进平常百姓家。启蒙运动更加让肖像画创作成为主要艺术种类。画家开始通过画笔捕捉人的音容笑貌，于是，蒙娜丽莎的脸才历经几个世纪依然屹立在我们心中。反观中国，封建帝王的肖像画早已在山水花鸟虫鱼的映衬下显得无足轻重随着摄影术的发达，现代生活中每个人都有大量的"肖像画"，那就是我们的证件照。

照相机没有摄走我们的灵魂，却把人的身份全部浓缩在一张小小的照片之上。人们，特别是女性，开始坚持不懈地通过脸来获得个人价值的提升，否则，化妆品、美容院、整容术等是如何榨干掉她们钱包里的每一分钱？这也体现了，脸，在集体与个人的关系中显得尤为重要，否则美国高中生印有学生照片及通讯方式的通信录如何会催生出一个风靡全球的社交网络。

脸可以让自我实现个人化，脸也因此会给人带来劫难。杜拉斯的前夫兼好友、法国文学家罗伯特·安泰尔姆（Robert Antelme）在作品《人类》（L'Espècehumaine）中记述了他在集中营的生活。他写到，一旦脸表达出任何信息，都会遭遇到危险。只有"否定"自己的脸，不表露情绪，才能暂时安全。显然，一张不表达感情的脸，就是将人从感情中抽离成为空壳。这种去个人化的变脸无疑在当时特殊的群体生活中是无奈之举。

然而，更吊诡的是，即使人类无法将自己的脸当作其他物体那样进行自由观察，但我们的祖先总是情不自禁地在水中的倒影里观察自己的脸，直到后来威尼斯人发明了第一块现代意义的镜子，我们的脸，就开始活在他人的目光之下。只有他人才能观察到我们的脸，只有根据他人的标准，我们才能看到自己。这对于面容枯槁的病人来说，就凭这张脸，他们在人群中被识别出来是轻而易举的事。

我在门诊遇到一个病友，一个来自黑龙江的姑娘，看上去比我大一点。她风姿绰约的美态在精心搭配的衣装之下显得更加动人，只要一站出来，就会吸引整个走廊病人的眼光。可我从未认真看清她架着硕大墨镜下的脸。有一次她刚好排在我的前面候诊，走出诊室的时候她还没来得及戴上墨镜，我瞥见了她挂满泪水的脸颊。我慌忙从袋子里拿出纸巾，她愣了一下，在我身旁坐下，稍稍整理自己的仪容之后，对我说了声谢谢。


"哎，女人真是命苦啊，我就想怎么就会得这样奇奇怪怪的病呢。弄得我整天没法正眼见人。如果注定要被病痛折磨，我宁愿选择其他。"她抱怨道。

对于她的想法，我感到诧异又好奇："那，你会选，什么病呢？"

她轻声地笑道："什么病都可以，像什么白血病啊，都可以。你看韩剧里面那些女主角，病了不都挺美的嘛。只要不是这样的病就可以了，我整张脸都丑死了。"

她的回答更让我哭笑不得。果然是爱美的人，她关注自己的脸多于疾病本身。如果连生命都没有了，美，还有什么用呢？

没等我答话，她接着又说："你都不知道我家有多少副墨镜轮着换，各种花式都有，就是为了不让别人看到我的脸。"

我突然明白了她为何一直戴着墨镜因为我也饱受睁眼无力之苦，发病之初，我总不知为何到了下午就睁不开眼睛，一副倦容。这个病其中一个常见病征就是累及眼肌之后出现眼睑下垂、眼珠转动困难，甚至斜视等。同时，也有可能会出现脸部肌肉无力，表情僵硬，无法作出微笑、鼓腮等动作。不难想象，这样的人走在街上会引起怎样的轰动，像她这样注重仪容的人，肯定不能忍受这种痛苦，千方百计要遮掩脸上出现的任何瑕疵。没想到这样反而欲盖弥彰，想必她有一双亮晶晶的大眼睛吧。虽然一直没能好好看到她的脸，可从穿着品位上判断，我相信她是一个美人无疑。这样的病对她来讲，实在是个沉重的打击。

我只好安慰她道："没事，会好的。医生也说过，这病是可以治的。它并没有彻底改变我们肌肉原有的机能，虽然发病的时候会没力，但经过治疗还是可以缓解治愈的。只是在受累的时候会比较难受。"

她沉默了一会儿，然后接着说："小姑娘，你，现在没谈恋爱吧。"我还没来得及回答，她又说："你还年轻，还没经历过太多人事，你不知道女人的脸到底有多重要。长得不漂亮是脸的错，长得漂亮了，人也跟着受罪。好事坏事全在一张脸上。中国人不是经常骂人说'不要脸的骚货'吗？这句话可真是精准啊。我现在，就是一个没有脸的女人，哪里还谈得上要不要。"说完后长长地叹了一口气。我正想开口说点什么，她转身就走了。

从那之后，我们即使在医院碰上，也再没谈过什么了。

对于爱好面子的中国人来讲，脸在中国人的社际交往中发挥着重大作用，面子是制约中国人的外在力量。中国社会就是一片面子的海洋，人活要为面子，也为面子而死。虽然林语堂先生曾经批评"中国人的面子是空洞的东西"，实质并不尽然，面子恰好反映了儒家伦理道德的文化价值。没有任何一句斥责比"不要脸"更让人觉得羞耻。但不能否认，这种面子与人情的权力游戏实在是一场复杂的多次循环博弈。先不说社会交际，光是这张实实在在的脸皮，就已经让人心力交瘁。

脸在他人目光之下，将他人的自我价值渐渐内化：追求完美无缺、青春靓丽的身体。即使照镜子，我们看到的也是他人的自我。这些不太友善的目光，或好奇，或恐惧，或同情，或厌恶，这都让敏感的病人感到寝食难安。墨镜姑娘能看透，脸虽只是一张皮，且能影响一个人的命运。也许这就是为何，每次出门，她都必须加倍让自己打扮得更加光鲜夺目，狠狠地让别人看她的美，一次看个够。可惜她还没能明白到，那还是时刻受他人操控的命运。

相比于他人不友善的目光，还有一种让病人感到更加痛苦的目光：刻意回避眼神接触。这种不在场的目光并非他人对病者展示"不过分关注"的友好，反之，这种视而不见式的远观实际上更加增强了"疾病奇观"的隐喻。

美国人类学家罗伯特·墨菲在自传式的作品《沉默的身体》中描写道，身边的同事、友人得知自己身患一种令四肢麻痹并会逐渐失去知觉的慢性疾病后，他们的反应是如何让他感到不安。无论他在大学参加何种的聚会或活动，身边总是萦绕着带有"传染性"的紧张情绪。人们无视他的存在，从不正眼看他的脸，不和他打招呼，不和他交谈，连迎面走来也是绕过轮椅快速离开。

不难想象，那些脸部受到损伤甚至是毁容的病人是过着何等痛苦的日子。容颜被毁，连自己也认不出自己，只能从破碎的镜子间折射出一个陌生而丑陋的怪物，这就等于在世界中消失一样。尽管现在科技非常发达，换脸的整容术也有成功的例子，但这只是为人戴上一层又一层的面具，死去的脸，将自我一同带走。要活下去，必须要终生服用抗排异的药，在药物中构建出新的自我，这需要何等巨大的勇气。

脸，不是身体器官的客观存在，而是一个受外界和主体经历所影响的文化价值之展现。不能被自我直接感知的特点使得它难以被个人从生理学意义上去衡量，反而陷入他人的目光中，被社会的主流意义和价值所驱使，从而把这些价值内化为自我意识。这张看不见的脸，通过镜子折射出的是他人的模样。是否不再被他人的目光所注视，才能看见真正的自我？可惜的是，人早已注定生活在被镜子包围的世界当中，每一个人都在不断投射出"他人的目光"，我们在注视着他人的脸，并企图从中找出一些自我的蛛丝马迹。

这样想来，挂在脸上的这张皮都不是自己的，我们的脸都在别处。

# 身　体　之　美

当我决定开始进行慢跑训练，我毫不犹豫地选择了跑步机。特别是在秋冬季节，室外的空气流动很大，容易对气管产生刺激，并不适合我这种状况，加上城市中适合户外跑步的场地其实不多，我只能像一棵温室的小草一样，在落地玻璃窗前挥汗如雨。

想来也觉得好笑，要不是生病的话，也许我一辈子都不会有再次跑步的机会，中学时代的体育考试已经把我折磨得要死了，一班女生总是在长跑考试前唉声叹气，望天打卦，求台风，求下雨，最后一样都没出现，还是得下操场跑。虽然每个人最终都获得合格的成绩，但我绝对怀疑是老师大发慈悲，好让这些手无缚鸡之力的女孩有些心灵安慰。

等到考上了大学，体育课不再纠缠着我，虽然还是必修课，但丰富的球类活动也就是玩玩而已，无需当真，最后总有一个好看的分数。那时的我，不热爱体育，更不了解身体，因为我极少正眼看过自己的身体。

在我人生当中第一次见到白花花的裸体，是小学的时候参加学校组织的游泳活动。当时我才刚学会游泳，一班同学男男女女下饺子般挤在游泳池里，那种年纪对性还是很模糊，没太特别的感知，只有一些发育比较早的女孩，身体在连体泳衣下开始显出线条。

后来到更衣室洗澡的时候，我便瞬间被吓到了。全身脱精光的奶奶、阿姨、姐姐，在洗澡房嬉笑怒骂，水花四溅之中，我清楚地看到许多挂在胸前的两坨肥肉，腰间一轮轮的脂肪，皱起千层的手臂，当然也有光滑的大腿，紧致的臀部，就像是闯进了一个人肉贩卖市场一般。我慌忙推了推比我长得高的同学，她一脸讥讽地说，老女人都是这样。说完，她也把泳衣脱下了，开始洗澡。我仿佛看到她的胸前有两个慢慢吹胀的气球。最后我到底是如何换好衣服回家的，我也忘记了。但我永远记得，这些白花花的肉体给我带来的震撼。随着年岁渐长，我也成为女人了，可我再也没有去过游泳馆。

但人生的境遇总是千回百转的。没有再碰不上的事，只有再遇不见的人。

我再一次毫无防备地撞上一条裸体，就是在健身房的更衣室。当时我跑完步，准备换上干净的衣服，刚进门，就碰见一个从洗澡间出来的大妈，我一时没注意，直接撞到她的胸前，那就是一坨肉甩在脸上的感觉。她身上没擦干的水都沾在我的脸上，我从没如此靠近地观察过一个女人的身体，包括我自己。大妈却笑意盈盈，从手里的胶袋拿出毛巾帮我擦。

"没吓到吧，没事，都是干净的，我才洗完澡。"

"没事，没事……是我不小心。"我连忙道歉就闪开了。

我把自己关在厕所了，慢慢地平复心情。为了避免尴尬，我决定忍受一下厕所的氨水味，等一下再出去。过了几分钟，我听见外面好像没有什么动静了，就冲好厕所出去。结果，眼前的一幕诧异得让我的眼珠都掉一地了。

我看到大妈非但没走，也还是没穿上衣服，她正站在镜子前，仔细端详自己的身体。这位大妈看上去已经六十好几，身高不到一米六，整个身材呈梨形，皮肤黝黑，腹部和臀部的脂肪下垂比较严重，腰间、大腿内侧、手臂内侧多余的脂肪都出现皱褶，脸庞呈圆盘状，鼻子有点塌，单眼皮，是非常典型的中国妇女。在我看来，这绝对算不上什么美。但我却从镜子的那头看到她一副陶醉的样子。或许她注意到我不礼貌的眼光，便开玩笑地对我说。

"小姑娘，很年轻嘛，看你细皮嫩肉的。我就不行喽，都是老皮老肉了，咬下去还嫌硌牙呢！"我也笑了。

"我年轻的时候呀，可不是这样的，那时我还是宣传队跳舞的呀，身段可好了。"她接着说。

"战士歌舞团吗？"我问。

"不是，哪有这么大的官，我们都是普通老百姓，就是乡下的宣传队嘛。那时，没这么多肉吃，油都没有，哪里会胖，个个都苗条的，挨饿挨出来的。真不明白现在的姑娘，个个又学以前那样不吃，说要减肥，真奇怪。"她说得正起劲。

"奶奶，你以前很漂亮吗？年纪大了不带带孙子什么的，怎么还来健身啊？"我好奇地问道。

"是很漂亮哒！孙子才不带，我年轻的时候带孩子还不够啊，现在我要过自己的生活了，我跳舞可开心啦。小姑娘我告诉你，人啊，长得怎样是老天给，但不收拾就是你的罪过。千万别减肥，但是要多锻炼，身板好好的，人才有精神。"她认真地看着我。

果然，等穿上衣服后，我才发现她的腰板还是挺得很直，举手投足都散发出一种说不出的韵味。

每个人都有一个身体，但并非每个人都认真观察过自己的身体，更别说欣赏身体的美。自从做了手术，胸前留了一道疤，我对自己的身体有种说不出的厌恶。我把洗澡房的镜子拆了，逃避所有可以直视自己身体的机会，现在甚至把这种情绪投射到他人身上。眼前的这位大妈不禁让人细心思考——美，是否等于完美？何为美？它来自何方？我试着去寻找美的源头。

在传统的中国文化中，除了古相术以平衡、端正、和谐等为审美要求以外，更加注重传统医学以及美学思想所强调的是神韵美。所谓"神韵美"，就是指内调腑脏、经络气血、皮毛肌肤、形体等各方面达到比例和谐匀称，从而呈现出"形神俱佳"的人体美境界。

"神韵美"更加侧重于一个人的精神气质和风度内涵。《诗经·卫风·硕人》中对卫灵公夫人庄姜的描绘就是最好的例子,"手如柔荑,肤如凝脂,领如蝤蛴,齿如瓠犀,螓首蛾眉,巧笑倩兮,美目盼兮"。这句堪称是中国古典文学中描写女子美态的经典,但如果逐字逐句地分析,就会发现蝤蛴(天牛幼虫)、螓首(蝉子的方额)、蛾眉(蛾子的长眉),这些昆虫的形象非但不能引起人的美感,反而会让有密集恐惧症的人感到恶心。采用这种比喻一方面是出自诗人本身的生活经验,但最重要的是衬托出最后两句,"巧笑倩兮,美目盼兮",这才是把庄姜内在的神韵之美表达得淋漓尽致。中国人对身体的审美更注重道德情感的价值,从而超越具象的美。

此外,每当谈及身体,性,就是一个回避不了的问题,人的身体就是有性别的身体。有别于西方的身体原罪文化,中国古人更加正视身体的欲望,即男女两性的阴阳相合的美。这种美与伦理贯彻其中,从而达到生理与伦理的统一,但随着封建礼教越加僵化,身体,成为一个生育以维护社会秩序的工具。性一旦被视为禁忌,连带承载着性欲的身体也不能直视。最近不是又有大妈举起了"反性"的旗帜吗?

这也体现了儒家更加侧重把社会思想融入到身体的行为举止，并以其来达到身体与精神的统一。孔子曾经说"文质彬彬，然后君子"。可以说，传统中国的身体美学，更加是一种身体哲学的体现，它把美以"近取诸身"的方式理解为所谓积极又健康的生命象征，即是，把身、心统一于自然宇宙自然之间中国古人，更加侧重以"修身"来达到培养身体意识，从而实现"齐家治国平天下"的外在目标。

虽说中国武术一直在民间广为流传，各门派的武术套路也非常丰富，但并没有形成强身健体的体育传统。这是由于儒家崇尚以"礼"治天下，士人在封建社会中的地位更为崇高。武术本来作为一种身体的技能运动，但中国人重神轻形，认为武术的力量并非来自肉体，而是来自精神，即所谓的"灵气"。相较于肉体的力量，心灵的智慧和德行才是中国人所追求的。这不仅体现在个人的武术比试，也体现在军事战争之中。

因此，有如孟子"四体不言而喻"之说，太极、气功等以修身养性为主的身体训练更受到国人的追捧，否则，武侠小说、影视作品中飞檐走壁的轻功及力量无比强大的内功心法怎会受到观众的钟爱。这也深深影响了现代人对于身体美学的看法。

到底现代国人思维中的"身体锻炼"是怎样一种概念呢？我有时会和身边的朋友分享在健身房的见闻，她们的反应却让我非常惊讶。从她们的口中我看到些许端倪，诸如健身房的女孩子是不是全部都是肌肉人、跑步小腿不会变粗吗、会不会变得四肢发达头脑简单之类的问题是最让我不解的，甚至会有"外国人的身材是天生的，中国人的基因就是不一样"等的偏见。

每次听到她们这么说，我都诧然一笑。她们之所以会提出这样的问题，除了因为缺乏科学认知以外，更加是对西方的人体美学不了解，用自己的价值来评判他人。建立在她们脑袋中那些肌肉鼓鼓却脑袋不好使的形象，几乎都是从影视作品中获得的。反观西方，特别是欧洲和美国，不论男女，他们都非常热衷于健身，健身是他们生活的一部分，就像是中国人爱打麻将一样。

尽管这个问题非常复杂，但总的来说与古希腊的哲学有密切联系。由于自然条件相对恶劣，古希腊人崇拜神和自然。在他们看来，自然是伟大的，由自然所创造出来的人也是值得喜爱的，他们肯定人在自然中生存的力量，没有任何东西能比身体更能激发感官的享受。有别于东方人通过修炼身体来洞察世情，古希腊人更注重通过修炼身体来获得智慧与形态。于是古希腊的美学以天然的人体之美为艺术的最美境界，以人体来具象化神话，展示出对神的最高尊重。

在《圣经》中提到，上帝按照自己的模样创造了人的形象，所以人是天地间最完美的。这影响了整个西方的美学对强健人体美的崇尚。到了文艺复兴时期，人文主义精神更加赞颂人体的美。

在艺术史上，古希腊人非常喜欢体育竞赛，热爱人体健美。希腊和古罗马时期已经出现了大量的裸体雕像作品，显示出肉体之美。文艺复兴时期更涌现了大量的裸体油画作品，米开朗基罗（Michelangelo Buonarroti）的《大卫》（*David*）更是成为了体现人体完美结构的作品。还有大量以女神名义入画，实质体现了女性之美的裸女油画作品，如桑德罗·波提切利（Sandro Botticelli）的《维纳斯的诞生》（*The Birth of Venus*）、委拉斯开兹（Valazquez）的《镜中维纳斯》（*Rokeby Venus*）等。画中的女性身材丰腴、肌肉强健，充满生机和活力，这其中少不了解剖学的功劳。

虽然中世纪之时，胖子曾经占领审美的鳌头，但启蒙运动后苗条的瘦子开始重掌霸业，甚至在好莱坞时代遭遇骨感美的肆虐，但总的来说，西方崇尚的人体美在于对符合自然的健康之生命形式，正如奥运会的口号一样，更高、更快、更强，追求身体的力量与速度，只有充满活力的身体才能激发出人的审美快感。而一切丑的、畸形的、残缺的身体，都受到否定，因为它们丧失了健康的生命象征。身体的肥瘦，成为一个严峻的道德问题。

几千年前，不论是东方还是西方社会，为了满足集体生存而必须进行生产劳动都是通过体能消耗换取回来的，随着科技日益发达，步行、奔跑等已经不是日常生活中的必要身体技能，最多只是在一年中短暂的时间里获得极少的锻炼时间。人的肌肉力量被脑的容量取代，不再处于核心的地位。身体的感官日益荒废，甚至让人产生一种错觉，身体是多余的。

为了修复现代社会生活和身体之间的裂痕，人们开始通过锻炼身体而获得一系列象征意义，外表、魅力、青春等。一时之间，中国的大城市掀起了一阵夜跑和体形雕塑的旋风。在欧美，东方的瑜伽、按摩、太极等修身养性的运动也开始风靡，成为重启感官知觉的重要手段。

然而，时至今日，中西方之间对人体的审美差异很大，在身体哲学上甚至存在根本性的差异，但自从全球化到来，西方文化逐渐对中国的社会生活产生巨大的影响，其中包括身体的审美观。

在两种不同的文化价值冲击之下，我们开始产生各种困惑。中国女性才登上西方的模特般骨感美快车，后者已经走在强健线条美的复兴之路。于是国人纷纷回归传统，但大众只是片面地受到传统中国女性审美观中"肤若凝脂、柔弱无骨、小巧玲珑"等标准的影响，暂且不说那段走进自残形体病态美的黑历史，这本来就忽视了标准背后所反映的神韵之美。社会对西方女性追求小麦色皮肤、肌肉强健的紧致线条美等普遍表示不屑与不解，但却忽略了这些身体表象所反映的对身体健康活力之追求。

当一部分女性了解到，健身可以塑造体形，同时也能维持苗条身段，纷纷趋之若鹜时，却提出通过锻炼企图达到丰胸、细腰、翘臀、长腿等要求时，实质就是一种将中西方审美价值盲目嫁接后，把身体器官性别化而忽略科学客观的结果。身体是一个整体，不是随意安装拆除的机器。于是，当女性朋友们继续不断提出类似的问题时，我只能向大妈学习，让她们晚上回家都站在镜子前，好好地面对自己的身体，读一读《诗经》，然后再去学解剖学。

长久以来，人们总以为，美是一种天然的感受，直接的感知，不受任何理性思维的污染，如纯净水般清澈。其实，美的感知，在我们的大脑源头里已经被杜撰，它不是眼睛和大脑的单纯反射反馈，而是扎根在社会文化的土壤下，开出的一朵最绚丽的花。如果所谓的美，只是不假思索的皮肤感受，那么，人类永远读不懂自己身体的美。

# 残 肢 展 览 会

在广州的东川路和中山一路，短短的一公里范围内一共集中了大大小小五家医院，其中全市最具实力的三甲医院就有两家，再走远一公里，还有一家专科医院和好几家社区医院。因为我住在附近，也经常要去医院，这条路对我来说是闭着眼睛也能走下来的。即使从来没有来过广州的人，不费吹灰之力就能找到这些医院。因为一出地铁站，沿路上坐在地上行乞的人就已经是最好的广告指引。如果说医院是身体博物馆，那么，医院外的这条路，就是残肢展览会。

在这人来人往的路上，坐了起码有十个行乞单位。有的是团体，有的是个人，越靠近医院门口就越密集。和白领一样，他们上班可是风雨不改，朝九晚五，除了春节放假，其他时间都必定在自己的地盘上坐着。偶尔还有一些伪装的尼姑游击队在强行送祝福，然后问你要钱。这短短十五分钟的路程，可是一场蔚为壮观的身体展览会。有的行乞者装备很齐全，有三轮车、行李、挂着牌子讲明为何行乞、钱罐，还有循环播放的佛经金曲，甚至会上演户外卡拉OK秀，大唱流行励志金曲；有的行乞者则化繁为简，只要地上铺一张纸，然后躺在上面就可以了；有些会挂一个大牌子，大声控诉医院的医疗失误；还有一些发动群众力量，以家人的身份齐齐上阵，老人躺在地上裹着被铺，子女在一旁拿着钱罐，对着行人磕头如捣蒜，大喊"老板，好人有好报"，甚至连医院内也有一些假扮聋哑人骗取病人捐款。

对于一个从未见过如此阵势的人来说，绝对是极大的"文化震撼"，行乞者也明白这个道理，所以他们不断提高职业技巧。这是个骗取他人同情以获得财富的行当，为了显示自己真实地处于困窘的境地，比惨，比残，变本加厉地升级残疾带来的感官刺激，成了他们的杀手锏。有什么能比残缺的身体更吸引人的注意呢？当然，在他们当中有些人是假扮残疾，有些却是"被残疾"。

某天早上八点左右，我如常到医院去复诊，正走到十字路，看到前方地上有东西在蠕动，我定睛一看，原来是一个没有左腿的男人趴在带轮子的木板上爬行，旁边还放了两支拐杖。过了马路，出现了新的三轮车母子，小孩子看上去只有十岁，脑袋却像电锅一样大，我心里一沉，只能加快速度向前走。结果在医院门口，看见最惊心动魄的一幕，垃圾箱的对面坐了一个残疾的男人，他的四肢都被截短了，他脸也被毁容了，五官被腐蚀成五个空洞。如此震撼的视觉洗礼，绝不是任何人能抵挡的。我发现走在这一路上的人都十分匆忙，没有人会停下来看他们一眼，即使偶尔有人会大发慈悲，施舍分文，也不会正眼看他们，就当作是把钱丢了一样。

也许有人会觉得，我为何能如此冷静地记录下这一切，难道他们不值得同情吗？毫无疑问，在伪装与真实交织之下，的确存在身体残缺的行乞者，他们都有各自悲惨的经历，更加让人发指的是，有许多人居然利用人的同情心，在背后进行集团化操纵，让四肢健全的人变残，把他们作为自己的生财工具。在中国，被诱拐的儿童甚至成年人大多都会被截断四肢，弄成残疾，或是被毁容，然后推到大城市繁华路段行乞。用这些残缺的肢体来敛财，这是一个公开的秘密。

然而，如果出于同情给了一分钱，并不能真正帮助到这些悲惨的人，反而等于是赞助了他们背后的恶人。退一步说，我们给出的一分钱，实质只是为自己买回富有同情心的名号，除了增加自我优越感之外，对于这世间的苦难并无帮助。甚至，正如耶鲁大学心理系教授保罗·布卢（Paul Bloom）所说，人做出许多看似无私的行为都是出自利己之心。再进一步说，就能回归到孟子与荀子关于人之初，性本善还是性本恶的争论中了。

当人们在控诉社会变得冷漠丑恶，为何这些恐怖的现象不能被制止时，我反而更想了解，当我们在谈论道德伦理之时，观者是如何面对残疾；残疾对于崇尚年轻和健康的社会带来何种文化价值冲击。首先，必须说明残肢展览会不是一种中国特色的产物。怪胎展览（Freak Show）也曾是风靡欧美的一种生财方式，人们买入场券去看世界上收集回来的各种怪胎，变性人、侏儒、畸形人，还有泡在福尔马林中的婴儿死胎，一堆丑陋不堪的肢体散发着异样的诱人魅力，让人愿意花钱来观看。他们用钱买到了什么？买到了带着恐惧的兴奋，买到了确定自我正常的认同。残疾意味着异常，我们的社会从来容不下异类。

美国摄影师黛安·阿勃斯（Diane Arbus）曾在上世纪六十年代的纽约街头，拍下了穷人、畸形人、流浪汉、变性人、同性恋者、裸体主义者、智障患者等的影像，镜头下的他们身处阴郁荒凉的环境，却停下来摆出姿势，且常常坦荡、信心十足地凝视观者。据说当她的作品展出时，展馆的工作人员还得忙着为作品擦去吐在上面的唾沫。桑塔格曾在《论摄影》中批评过她的作品只是在满足摄影者和观看者变态的猎奇心理，认为阿勃斯"在展示了一些可怜、可哀又可厌的人，却不引起任何同情的感受……暗示了一种既扭扭捏捏又邪恶的天真，因为它建基于距离，建基于特权。"然而，这些作品之所以能让人产生各种强烈的情绪，或恐惧、或厌倦、或谴责、或同情、或愤怒，在于他们已经坠入阿勃斯作品的表象迷宫中，但阿勃斯却始终保持冷漠的观看，没有同情，更没有愤怒，因为怪胎并不比正常人低贱，相较之下，更不堪一击的正是所谓常人的同情。她认为，"大多数的人们非常害怕在人生经历苦痛。怪胎却是从那苦痛中诞生的，并已经历了那苦痛，他们在我眼中是贵族。"

不得不说，能像阿勃斯一样对人性有一番透彻领悟并不容易。她却逼着我们去承认举世欢腾的幸福生活只是一间纸糊的房子，一捅即破，里面除了阵阵寒风，什么也没有。如果说阿勃斯镜头下的"怪胎"只为满足变态的猎奇心理而存在，那么，一如桑塔格所说的，那些"与情感与伦理有牵连的公众恐惧事物和残疾人"，在现实社会中残肢展览会中又形成了何种城市景观？

　　每当我们谈论身体，我们都在谈论年轻、健康和活力，却把残疾、衰老、死亡忽略不计。在大众的观念中，身体的健全成为超越种族用于划分正常与否的深刻界限。每一次遇见残疾病人，巨大的心灵冲击在提醒着我们，所谓的正常、健全都只是自己制造的如梦泡影。但非常矛盾的是，为了展示出现代文明人的智慧和丰富的情感，我们绝不能承认这个事实，并要时刻压抑这种潜意识中的奇怪偏见和表达出众生平等的美好情操，我们不断反复告诉自己，一个人的尊严和价值不应因为其身体形态发生的变化而受到剥夺和忽视。

　　但事实却是，再强大的理性也抵不过根深蒂固的偏见，残肢展览会对人们带来的道德冲击实在难以承受，只能选择远离这些残疾病人，眼不见，心不烦，甚至无视或否认他们的存在：这些都是假扮的，打击诱拐团伙是国家的事儿，又不是我们造的孽。而后自然地将他们边缘化，如同这一切都发生在另外一个平行空间。这样就产生了一个恶性循环的怪圈，残肢展览会为了博得同情骗取钱财，上演得更加频繁、戏码更加逼真、受害的被拐者更多，这一城市景观也将更加壮观；然而，能换来的只是路上行人更加漠然的态度，所谓的同情，不是由金钱来表达，而更需要反思自己对这种苦难的形成之责任。

或者不是每个人都会有机会看到残肢展览会，但我相信每个人在日常生活中都会遇到身体残疾或者其他行动不便的病人。人们被残疾吸引，但关注的不是疾病，而是人如何从健全变成残疾。

我的外婆前段时间不小心摔伤了，大腿股骨颈粉碎性骨折。在接受手术之后，她暂时还是不能像以前那样走路，必须坐在轮椅上。从那时开始，她就逃避出门，宁愿每天坐在家里看电视或者躺在床上睡觉。甚至到了家人聚会，也宁愿让子女在外吃完再打包回来给她吃。其实她完全可以到外面去，阳光、空气和鲜活的生活比任何药物都灵验。可她依然不愿意，她害怕的是他人的目光。今年九十岁的她摔倒之前是一个身体绝对健康的人，没有任何基础疾病，也不知道医院长什么样，随意在茶楼和公园溜达，每天过得好不自在。如果现在要坐着轮椅出去，就等于要打破自己创造的健康神话，被一些夹杂着同情、讥讽、好奇、责备的问候和眼光所包围，更有甚者，一些人也许会从以往热心的好友变成点头的陌生人。

比起残肢展览会，这种形式的残疾给身体和社会关系带来了更加直接的困扰和尴尬。人们都假装明白肢体的残缺不会影响双方的互动，但却不能不时刻留意如何才能不泄露这种假装的真相。

残疾，不是身体遭遇疾病的不幸，而是与社会主流价值发生冲突下的牺牲品。它使得我们对残酷的社会看得更透彻，自己是如何参与共谋，并成为绑架道德规范的伪善者。

# 疾 病 的 浪 漫 化

疾病，在身体里发芽，却在社会和文化中开花，盘根错节，形成一张巨大的意义之网。尽管它本身是一个中性词，但自诞生之日开始就无可避免地附带上丰富的隐喻。或与一切阴森恐怖的想象联系，对身体的折磨，对精神的摧残，它打破了生命美好的虚构、让死亡恣意亵渎高贵的灵魂，它把身体和精神关在一个绝望的孤岛上，自生自灭；但它也可以是罗曼蒂克的、富有诗意的，可以将人的生命得到升华。启蒙时期，卢梭（Rousseau）超脱了前人把疾病视为惩罚的宗教意义，而是把它作为一种自我激情的展现，肯定疾病与过度激情紧密相连的积极因素。

桑塔格在《疾病的隐喻》一书中也曾详细地论述了欧洲在十八世纪后期和十九世纪早期短短的几十年间，结核病是如何逐步在浪漫主义文学的推动下走上诗意化、浪漫化的神台。疾病一跃成为一种代表个性的审美符号。

被称为"白色瘟疫"的结核病是一种具有悠久历史的慢性传染

病。早在公元前几千年，人类已经有感染结核病的记录。中国湖南长沙马王堆中，考古学家发现了挖掘出的女尸的左肺有结核病的钙化灶。埃及也曾经发现过脊椎感染了结核病的木乃伊。然而，结核的病征却使病人的外表呈现出致命的诱惑。苍白的脸色，发热使得面颊潮红，更显风韵；虚弱的身体，咳出的血在手帕上变成一朵朵优雅的红花，渐渐消瘦的神态形成了一种如花般凋谢的病态美。死亡的虚空和健康的平庸与之相较显得不值一提。

当时有许多浪漫主义诗人和作家都沉醉在这样的病态当中，并获得了巨大的精神愉悦，并认为这样的死法可以消解死亡的乏味和身体的庸俗。自恋的拜伦（George Gordon Byron）曾对友人表示，宁愿死于结核病，因为这是一种凄美的死法，可以赚取女性同情的眼泪。到了二十世纪初，托马斯·曼（Thomas Mann）在《魔山》（*Der Zauberberg*）中甚至提出，"笨人必定健康而平凡，而疾病则能使人变得高雅、聪明、才智，超脱不群"。后来被确诊患有结核病的卡夫卡（Franz Kafka）也认为，这是一种带有哀伤的幸福疾病。在桑塔格的笔下，疾病的浪漫化，并非仅是文学创作的一种精神转向，而是已经从文字走向了美学化的巅峰。当时社会大众也搭上这辆快车，把疾病包装成为一个可口的甜品，自己品尝之余还能馈赠亲友。这股浪漫化的风气甚至吹到了日本，从而影响了一批当时在日本求学的中国作家。郁达夫等中国作家创作了许多涉及结核病的小说。

假使正如桑格塔所说，结核病是一种"灵魂病"，那么，还有一种被披上罗曼蒂克的外衣的"天才病"，便是梅毒。在欧洲，患有梅毒甚至致死的名人多得吓人，上至英国国王亨利八世，下至臭名远播的希特勒；从文学家福楼拜、莫泊桑、波特莱尔到画家梵高、哲学家尼采、航海家哥伦布、音乐家贝多芬、舒伯特。由于梅毒螺旋体会侵害神经中枢，从而使人出现狂喜、精神亢奋、幻觉甚至形成偏执的人格，这让福楼拜坚决认为梅毒与高智慧的大脑活动密切相关。这种以性行为为主要传播途径的疾病，在亢奋的性欲和虚幻的爱情的双重作用下，成为一种获得艺术创作原动力的最佳方法。正如二十世纪初欧洲一片繁荣景象下埋藏的杀戮，梅毒的浪漫外衣正是当时社会城市化生活种下的畸形果实。

这个罗曼蒂克的绮丽幻想并不能维持下去，并最终被科学所击碎。1882年，德国著名医学家、细菌学家罗伯特·科赫（Robert Koch）最早发现结核分枝杆菌，并论断出了结核分枝杆菌的致病机理，后因此而获得诺贝尔医学奖。1928年亚历山大·弗莱明（Alexander Fleming）发明了青霉素（Penicillin，又译盘尼西林），到了1945年，链霉素等抗生素的问世，其他药物也陆续出现，治疗结核病成为一件轻而易举的事，它身上附带的浪漫主义神话亦宣告破灭。

然而，进入了新世纪，疾病的隐喻并未消失。在亚洲，正有另一种疾病的浪漫化现象出现。有别于肺结核或梅毒，这种疾病的浪漫化并非在现实生活中存在，而是架空在人的大脑中。其病毒原产于韩国，她比先辈更具群众基础，更受不同女性群体的青睐，藏匿在日常生活中难以察觉，并以长时间、小剂量的特点，伴随着韩剧的播出，逐渐横扫中国。她最厉害的武器就是其并发症。这种并发症不是对患者千般折磨以至于药石无效，而是通过虚拟世界的传播到现实世界中，让屏幕前的女性无力招架。她便是白血病，又称为"爱情幻想综合症"。

一旦患上这种疾病，就会让患者的中枢神经瘫痪，大脑的语言功能萎缩，无法正常思考，只能随着剧情的发展作出悲喜无常的表情。这种疾病也无法根治，只能间歇性缓解。如果说她的先辈是建立在浪漫主义的肥沃土地上，白血病的浪漫化，就是在大众消费文化中生根发芽。

自二十世纪九十年代开始，韩剧逐渐引进中国市场，这股浪漫爱情的异国风潮就迅速俘获大部分女性观众的心，让她们沉浸在爱情的感动与忧伤中久久不能自拔。这些韩剧之所以能有如此威力，除了云集众多外表靓丽的男女演员、尽情展现了韩国美丽的风光之外，更重要的是，她们都有一个让人似曾相识的老套剧情，剧中美丽善良的女主角大多会因身患绝症而死。

根据一些骨灰级网友的统计，韩国影视作品中七成与死亡相关，而其中八成却是剧中主角身患不治之症。《蓝色生死恋》、《美丽的日子》、《泡沫爱情》等高收视率的剧集无一不是出自这个经典的韩剧套路。爱与死是艺术创作的经典命题，韩剧选择用死亡的永恒来衬托爱情的凄美，实在是无可厚非，但让人惊讶的是，编剧大多都偏爱同一种疾病：白血病。韩剧初入中国，肆虐屏幕时我只是中学生，但和几位姐姐剧迷追了几部之后，我不禁想问，为何韩剧女主角都死于白血病呢？

白血病，俗称"血癌"，是一种造血组织的恶性疾病。由于某一白血细胞系列的前提细胞失去分化成熟能力，而在骨髓中和其他造血组织中呈恶性增生，侵犯身体器官，最终破坏全身组织、器官，抑制造血功能的正常运作。可见，白血病是一种不具传染性的难治之症。然而，白血病之所以被浪漫化，并不在于疾病的本身，而在于它使得病人以何种面目置于他人的目光之下。

这让我想起曾经在复诊时遇到的一名女病友，她直言，宁愿自己患上的是白血病，因为它不会引发任何让他人感觉不适的外表变化，反之，甚至会让患者更具病态美，惹人怜惜。有别于其他实体肿瘤，白血病并不会造成局部的赘生物生长，而是全身扩散的恶性血液病。主要的病征是发热、贫血、出血等。尽管同样是疾病，但白血病不会如器质性疾病般给身体带来器官损害从而导致外表发生变化；也不如皮肤疾病般，给完美的女性形象带来丝毫的毁坏；更不如致命的流行病般分散了人的注意力去关注更为广大的社会性问题。从这个角度来看，白血病，是韩剧女主角所患有的最理想之一种疾病。

在韩剧中，女主角经常会出现皮肤苍白、流鼻血、突然晕倒、腹部剧烈疼痛等症状。这些疾病的特质一旦遇上温柔的女性，便顺理成章地更显出一种让人怜惜的女性柔弱美态。这种模式不得不令人想起中国文人对女性"病西施"式的审美观，四大名著《红楼梦》中的林黛玉，便是"泪光点点，娇喘微微，闲静时如姣花照水，行动时如弱柳扶风"，宝玉甚至借用《西厢记》中的"多愁多病身，倾国倾城貌"来形容她。女性、柔弱、病态，组成了一种中国传统的病态审美。

在这样的文化根基之下，韩剧自然能迅速风靡中国，一边用白血病来增加女性的柔美，一边用疾病的残酷来诘问爱情的意义，配上优美的风景、动听的乐曲，将两者结合为一个浪漫凄美的爱情故事。中国女性观众长久以来处于被观看的压抑中，这种压抑瞬间爆发，转换成观看者，带着内化的病态审美观使得白血病被浪漫化。

曾经触目惊心的疾病和死亡，在韩剧中被浪漫化为一种展现女性柔美和爱情永恒的良方。如烟花般短暂、灿烂的爱情，在必死的疾病面前被凝固为一个不朽的化石，没有肢体残缺、没有血肉模糊，白血病，更加增添了女性的绝美，在残酷的疾病和死亡面前显得楚楚动人；男女主角以刻骨的爱情企图来抵御死亡，尽管没有成功的可能，但正是这种徒劳的努力，让女性观众深陷其中，在叹息悲痛之时享受着这病态的审美。相比于先辈，白血病的浪漫化显然更具杀伤力，它让人在视觉愉悦中消费虚妄的爱情，嫁接到现实生活之中，从而对疾病和死亡产生了一种妄想的态度。

　　这其中巨大的心理落差必然使得人们再次逃离，以一种漠然的态度旁观现实中徘徊于生死边缘的白血病患者，却为电视屏幕背后的影像倾注最大的关注和爱意。现实和虚构的混乱和背离，只是加强白血病的浪漫化。即使等到治疗白血病的万灵药发明出来，还是会出现新一代的疾病浪漫化。在最新的一些韩剧中已经出现更为多元化的颖难杂症，如《秘密花园》中的幽闭恐惧症，《匹诺曹》中的匹诺曹症候群以及《没关系，是爱情啊》中的图雷特氏综合症等。也许，当疾病成为一种生存的形态和艺术的表现，要治疗疾病浪漫化，就只能通过书写来解放人的灵魂。

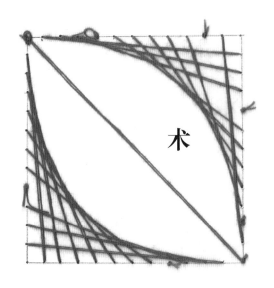

技术，~~████████████~~ 除了改变

人的思维结构和认识能力，

甚至，

重新定义了 ~~████~~ 人的概念。

# 透 视 身 体

得病以来，我忙于在各大医院穿梭，除了积攒大量的病历资料、化验单、医嘱、药方等药物指引以外，家里还放了成叠的 CT 和 X 光片[10]。虽然我从来不认为底片上面一团团陌生而变形的影像是我身体的一部分，但这些文字和图片的材料却在竭力地描绘着我患病的历程与状态。倘若住院的时候没做够这些检查，似乎就要怀疑这家医院是不是不负责任、草菅人命的黑心医院；出院的时候不带着这些像字典一样厚的资料回家，好像就从来没有进过医院一样。这就是生病的证据。

每个住院的病人，都会把检查后拍出来的片子压在床褥底下，以方便医生查房的时候进行诊断。这也是一个很有趣的过程，明明是一个血肉丰满的人，但从走进影像检查室的一刻起，原本立体的人却被切片，被扁平化设计成一团团神秘的阴影。每当主治医生带着一大群见习医生来查房的时候，高举底片，对着灯光向学生分析病情的时候，我总觉得自己仿似被脱光衣服、由头到脚被审视了一遍，而且这绝对不会只发生一次。

由于我当时处于肺部感染期，这是一个非常危险的临界点，必须有效控制以防危象发生，医生总共安排两次拍 X 光进行检查。感谢医生人性化的安排，让影像科来做床边拍。一个巨大的机器推到你的身边，你只要躺在床上，背上垫一块小黑板，咔嚓一下，医护人员瞬间作鸟兽散，这样就拍好了。我很明白，我没有传染病，医护人员躲的不是我，是有辐射的 X 光。

从西方医学技术发展的角度来讲，医学影像的确是一大突破。在1895 年德国的物理学家威廉·康拉德·伦琴（Wilhelm Konrad Rontge）意外地发现了不可见光 X 射线（故 X 射线也被称为伦琴射线）后，人类就进入了以非侵入式获取身体内部组织和器官医学影像的新领域，此前，内科医生要了解病人身体内部的病灶等情况时，只能通过解剖术来实现。可以想象在当时的西方世界，这是多么让人兴奋且着迷的发现。

建立在以系统的解剖学以及人体组织和体液等涂片检查基础上的西方现代医学，就是一门以视觉为主要感知方式的科学。精细的解剖学将人体当成一个巨大的机器，只有看到每一个零部件才能了解它们的运作。尽管解剖尸体已使医生一窥潘多拉盒子里的宝藏，但人类的皮肤下到底包裹着怎样一个活着的肉体，是当时无数医生想要征服身体这个迷宫。科学家对不可见光锲而不舍的追求，最终，医学影像满足了医生的欲望，可以把人体皮肤一层层脱下，将体内的光景从头到脚，从里到外，全部挖掘清楚。X 射线的出现，使得医生拥有一种至高无上的视觉权力，随时以无痛无害的名义入侵人体的秘密空间。

光透过身体，器官、组织、细胞全部被计算机转换成图像和资料符号。身体，终于成为一片一望无际的草原，让人可以在上面恣意驰骋。但是，医学影像拍不出人住在身体里的灵魂，换句话说，这又是西方现代医学致力实践笛卡儿身心二元论将身体和精神割裂开的又一明证。

然而，人的身体，更像是变化无常的大海，时而静默，时而汹涌，波光粼粼的水面底下却是暗流涌动，时刻漂浮着生死。身体，作为一个异常复杂，各个组成部分微妙联系，且不断变化的动态有机体，切片式的分析并不能完全掌握生命的规律和法则，更不能找到自然的奥秘。

最重要的是，真正找到身体病变的原因，并不是这些影像技术，它们是静态的、暂时的、局部的，而医生才是能根据病情的变化而做出具体判断的人。

在发病之初，我曾经到不同的医院求医，做过各种相似的检查，也得出相似的结论。当时 CT 的影像检查报告上清楚地写着"胸腺组织正常，没有增大"。但是医生多次提出，这个病主要的病灶就在胸腺，如果把胸腺切除，就能遏制病情的恶化并逐渐治愈。可我却有所怀疑，既然报告上写着没有异常，为何要切除掉呢。医生一时也不能回答这个问题，谁也没有真正打开我的身体看过，没有人敢打包票。于是，治疗一度陷入僵局，我也选择了保守的药物治疗方式。事实证明，我当时的决定是错误的。但更加确切地说，影像科的工作人员的判断是错误的。

一年之后，病开始发作，当时我连走一段一百米的上坡路都要停几次来喘气，所谓兵败如山倒，就是这种感觉。我选择到另外一家医院就医，但我这次没有找内科医生，而是直接找外科医生帮我看片。这位医生在该疾病的手术治疗上颇有经验，他果然给我一个与众不同的答案，"胸腺的确没有形体上的增大，但细胞已经有厚度的差异，这也是增生的一种表现"。为了进一步验证他的诊断，我再一次躺在CT检查台上，钻进小小洞里拍片。结果不出所料，外科医生的判断是正确的。

我立马就住院了，等待进行手术。我入住的是心胸外科，这个科室住了大量患有肺部肿瘤疾病的病人。我的病房是三人间，左边住了一个十几岁的男孩，他已经做完治疗气胸的手术，现在进行术后康复；我的右边住了一个科长的父亲，他和我同一天进行手术。开始的时候并不了解是什么病，后来发现他的妻子一直在悲伤地哭泣，我们才知道，原来他疑似患上了早期的肺癌。之所以说疑似，那是因为他拍的CT上显示出来肺部结节的阴影与癌症的病征非常相似。

直到术前，主刀医生还在积极地为家属做思想工作，反而是老头自己，一副不管不顾的样子。他的手术在早上九点开始，不到十一点就回来了，麻醉之后一直躺在床上呀呀地喊痛，护士怕影响我的情绪，立马让我上手术室等了。

后来我从外科ICU呆了几天回来，他还是毫无表情地躺着，反而是家属，个个的脸上洋溢着春天的喜气。原来，术后切出的组织的病理分析回来了，并不是癌症。看到我在旁边也乐得不行，我的主刀医生也把我的病理分析拿出来：脂肪比例已经达到 7/3，属于胸腺增生。他接着掏出术后为胸腺拍下的写真给我看，那团又紫又红的肉，从我温暖的身体中离开了。

一张张熟悉又陌生的影像底片，将人体内神秘的部分展露在光之下，我们可以堂而皇之地看到自己器官和骨骼，甚至幻想它们的跳动。而这就像扒开衣服一样简单。可以想象孕妇在照超声波的时候看到胎儿在肚子里渐渐成长的时候，是多么的欣喜若狂。一张模糊不清的图像，为母亲与小孩之间建立起视觉连接，赋予以小孩的人格，并激发起一个女人全部的母性。吊诡的是，B超利用的超声波本身是一种超出人类听觉范围的不可收听的"噪音技术"，却最终被转化为更容易感知的视觉证据。

但这项让无数人为之疯狂的发明并非预知未来的圣手，在很多模棱两可的情况下，如果没有医生的专业判断，它只是一张蹩脚的摄影作品。但讽刺的是，很多医生却过分依赖通过影像来观察病人的身体，的确，将复杂的人体化为简单的图表资料更有利于他们去理解疾病。可惜，这个简化的过程连人的身体本身，也省略掉了。

身体，就成为一个可以随时被透视的的物体。

记得曾经看过一条新闻，在"九一一"事件之后，全球特别是欧美机场一再升级了机场的安检级别，X光被派上用场进行全身扫描检查。这样，乘客的身体细节就完全曝露，虽然检查是由同性的工作人员进行，但这无疑也是一场性骚扰。更加让人不适的是，这样的检查把病人一切的异常显得更加明显。乳腺癌康复病人被迫取下胸部假体，膀胱癌病人冒着尿袋被弄破的危险，有些小孩更被要求进行脱衣检查。医学影像在社会领域的应用无疑是使人在社会空间成为透明的存在。

这一切，都是当年威廉·伦琴没有告诉我们的。但人类对身体探索的热情并不会因此而熄灭，就像永远不会停下对外太空征服的脚步一样。一场人体内部漫游的奇幻之旅已经开启。以色列工程师发明了用于结肠检查的胶囊摄影机 PillCam，只要患者吞下一个放有极小摄像头的胶囊药丸，药丸进入人体内后便开始拍摄数位图像，然后发送到病人佩戴的记录设备上。相信它拍出来的影像会比 BBC 拍的《人体漫游》（*The Human Body*）纪录片更加精彩。不知什么时候，人才能看到这些影像技术拍出自己的灵魂来。我们不能否认，X 射线这种以科学为名的观看方式影响了我们对世界其他领域的思考。

---

10 ———CT（Computer Tomography），是一种利用数位几何处理后重建的三维放射线医学影像检查方式。该技术主要通过单一轴面的 X 射线旋转照射人体，根据人体不同的组织对 X 射线的吸收能力的不同，用电脑的三维技术重建出断层面影像，从而形成立体影像。X 光（X Ray），则是利用 X 射线进行的传统医学影像检查，由于它应用较早、最普遍，价格便宜。主要作为疾病初节的首选检查方式，但对人体辐射较大。此外，还有一种常见的影像检查，MRI（Nuclear Magnetic Resonance Imaging），核磁共振成像，能在三维空间上任意成像，但此种检查方式价格高昂。

# 超越中与西

对于土生土长的广州人，或是其他到广州来游玩的旅客来说，凉茶，都是一样极具广州特色的食物。街巷中总有一间凉茶铺为过客提供清心的休憩。广州每个家庭的厨房内，也有一个用来煲凉茶的双耳茶煲，二十四味、五花茶、甘和茶、茅根竹蔗水等都是暑热夏季必备的消暑凉茶。

所谓的凉茶，其实是糅合了传统中医与本地草药文化的日常养生经验方。每当外地的朋友来到我家，总要惊叹我妈煲的好凉茶和好汤水，而广式汤水，也是从传统医学中汲取了精华，用药材搭配食材，达到食疗的效果。这种食疗经验是建立在食物的冷热属性与身体的阴阳平衡关系之上。

因此，对于广州人而言，中国传统的中医文化并不陌生，医疗保健的观念与实践已经渗透到日常生活当中。即使是在以现代医学为主的今天，城市中林立有各种中医院以及中西医学结合的三甲医院，一些老中医甚至在退休后依然在家出诊。

可以说，现代人的医疗经验是非常丰富的。任何人都能随口说出头头是道的养生之道来。同时，远远并非只有中老年人才青睐中医，青年人也有看中医的习惯，更准确地说，面对疾病时，他们对中西医的治疗选择有清晰的判断。大致上讲，当患有急症或重症，如发高烧、食物中毒或车祸等，西医是毫不犹豫的第一选择；慢性病或日常养生保健甚至是疑难杂症，必然以中医为首选。在一些少数民族地区，俗医也是他们的一个选择，特别是遇到中西医都无法根除的病。

在日常生活中，仔细地观察这种医疗经验取向，其实值得思考。两种甚至是三种医疗体系交叉并没有为他们带来烦恼，他们也不会执着于选择任何一种医疗理论的合法解释，而是以治疗疾病、去除病痛的实用性为考量的依据。

由于身患之病确实有通过中医治愈的例子，在中医体系中，甚至对该病有专门的研究。于是我也会时常去看中医。穿行于中西医两种体系之间，让我获得了许多全新的体验。

## （一）虚与补

我的主治医生，包括外科医生和内科医生，都非常清楚我有看中医的习惯，甚至他们本人，也有看中医的经验。我的内科医生，是一名美女副教授，今年四十有多，因头上长出与年龄不相称的白头发，故经常服用何首乌。她给我看过的医嘱里也有大量的中成药。中成药的发明本身就是用中医企图被塑造成西医般科学化的明证。此外，我的外科医生也曾建议我以人参作为食疗。

这些只是非常琐屑的小事，在我看来，却有一番深意。现代医学，准确地说是西方医学，实质是西方文化与生物环境互动产生的一套常识系统，但并非是普世价值。同理所得，传统中医就是中原文化与在地环境互动的结果。这也是为何我们始终难以割舍已经渗透到我们生活中的医疗经验。

尽管关于中西医之间的科学论战一直持续，我也无意为任何一方辩护论证，而更希望了解，如今两者代表不同的文化价值糅合后，对疾病的身体经验产生什么影响。

不同的文化社会不只是身体经验或医疗信仰不同，它甚至会影响到病人对疾病的理解、医生的治疗方式和护理等。而且，人不断地在生活中汲取经验，继承了祖辈的文化基因，各种文化的经验都会被化为实用常识。所谓"久病成医"，常年从专业的医疗人员口中学习到一些专业的医疗术语后，便会并入自身的常识，成为日常生活用语的一种表达方式。

在复诊的时候，我妈和医生的对话往往十分有趣。

"最近情况没有变差吧？"医生问道。

"没有，基本还是比较稳定的。"我回答。

"那还是照常开医嘱吧。"医生说。

"医生，能不能帮她补补气，吃这么多药，打这么多针，肾都虚了。"我妈突然插话。

我立马瞪了我妈一眼，示意她不要再说下去。

"上次检查她的肝肾功能没有异常啊，不需要吃其他的药啦。"医生却淡定地回答。

"……那你看怎么开合适吧。"我妈讪讪地说。

每次听到这样的对话，我都忍不住想笑。当然最后都是无疾而终。短短的几句对话，带有了丰富的中西医学文化价值之冲突碰撞。这体现了在传统中医的思想影响之下，许多人认为以消炎抗菌等功效为主的西药，大多很"散"，必然会为人体带来副作用，有些甚至会影响肝肾器官。

所谓很"散"，实质就是指人的精气变"散"。"气"，是中国文化体系中的主轴。天人合一的中国哲学认为，天地之气是宇宙自然的根本，人是气之聚，而人的阴阳之气则是安身立命之基础，只有当阴阳之气达到平衡，顺应天地之气的规律变化，才能保持天人和谐，从而生生不息。我们的祖先正是通过"气"的观念来审视自己，了解宇宙，建立社会秩序。在传统医学中，气血与经络、阴阳五行等共同建构形成身体经验的知识。正是由于这种"气论身体观"主导了汉人对身体的认知。

一旦体力消耗或生病而日渐丧失时，就会出现"虚"的感觉，认为需要补充元气。这样的"虚"的身体感，使得人对外界环境与自我身体之间的互动变化非常敏感，也就为何人非常注重食疗等日常养生之道的原因之一。因此，建立于身体机械论之上的西方医学，将疾病看作是某个器官出现的功能紊乱而非人身体的感觉，是难以理解中国传统医学把人视为微观宇宙一部分的这种观点。

在庞大的中医语境之下，"虚"是一个非常复杂的身体体验。一个认为自己很"虚"的病人，不仅会出现如脸色苍白、畏寒怕冷等症状，更重要的是，这是来自病人自身的经验和感受，特别是身体整体的感觉出现异常，而非某个器官失调。于是，在医院当中，经常会听到患者向医生抱怨自己很"虚"，用自身知识体系中的经验词汇来与医生交流，当代表先进科学的医生敏锐地发现后会批评患者迷信中医。两种医疗体系的错位嫁接使得病人和医生都无法适从。

还有一次复诊的时候，我在诊室外候诊听到以下的对话。一位六十来岁的潮汕妇女被年轻的孩子带来大城市看病，医生是一个中年女性。

"医生，我们把家里看病的资料都带来了。"妇女的孩子说。

"怎么都是药方？我们不要这些，没有病历吗？痛得这么厉害有拍片看吗？"医生问道。

"有的。我们今天都带来，在家那边的医院拍了。"孩子慌忙从大袋的行李中拿出 X 光片。

"阿姨啊，你现在有什么感觉呢？哪里还痛吗？"医生对妇女说。

"我痛得晚上都睡不着了，腰这里很痛。坐久就痛。"妇女回答道。

"除了痛还有什么别的不舒服吗？"医生接着问。

"有啊，我总是胸口很闷啊，整个人都很累，轻飘飘的，还半夜起来拉肚子，医生，你说我是不是很虚啊？"妇女滔滔不绝地诉说起来。

"看你在家做的这些检查，心电图什么的都很正常呀。你应该在家不用干什么活儿吧？平时饮食有不正常吗？会出现胃痛吗？"

"没干什么活儿呢。我媳妇做家务。我们吃东西都很清淡的。"妇女慌忙回答。

"就是啊，那就不是肠胃有问题啦。"医生说。

"家里的医生说我是气血不足才会这么虚的，他说……"妇女迫不及待地说。

**"中医这些没用的，不要跟我说这些。"医生不耐烦地说。**

接下来发生什么不用说都能猜到。医生又开了一大堆检查化验单，然后开几瓶药让他们吃吃看，回头再来复诊。当妇女在孩子搀扶着走出诊室时，我看到了一张委屈的脸：这么辛苦跑来大城市看病，结果啥都没看出来，就开一堆纸几瓶药，医生还老凶的，命苦啊。这位妇女只是众多无奈的求医者中的一个。在住院的时候，我还遇到一个刚做完手术的老伯，他觉得自己很"虚"，浑身发冷汗，经常任性地要求医生给他进行白蛋白（Albumin）输液，补充营养。结果只是换来医生无奈地拒绝。

为了正确地理解"虚"这个日常生活常用的语汇，我特意请教了中医教授。她给出这样的答案："中医所说的辨证，就是要辨'虚实'之证。外邪之气入侵则为'实'，脏腑虚弱则为'虚'。'虚'也用脏腑来区分，但中医的脏腑有别于西医的器官，所谓脏是实心的脏器，腑则是空心的。因而，中医侧重的是功能。虚，又分，'肾虚'、'心虚'、'肝虚'、'脾虚'、'肺虚',但实质虚证主要分为'阳虚'、'阴虚'、'血虚'、'气虚'四种。根据不同的情况,要适当进补。当然,也有些人同时出现两种虚证,比如女性,大多有'血虚'和'气虚'夹杂。"

教授接着又说出何谓"补":"中国人自古看天吃饭,春生、夏长、秋收、冬藏,讲的不但是生产规律,也是人体适应天时的道理。中医讲究的是'春夏养阳,秋冬养阴',如果违反规律就会出现各种身体不适。特别是现代的年轻人,贪新鲜,爱漂亮,一到夏天就冰淇淋不离口,冬天女孩还要穿短裙子,夜晚熬夜不睡觉,怎么能不'虚'?"

古人的身体观从她的口中简单地勾勒出来:阴阳或寒热、虚实的辨证关系。道家的八卦图最恰当地反映了这种观念。阴阳两种力量在人的身体内博弈,此消彼长。两者永远同时存在,一个健康的人必定是达到阴阳平衡的状态,但两者失衡,就是使人生病。所以"虚"了就要"补"回来。

这种身体的认知植根在文化的基层,代代相传,影响着我们身体在日常生活或疾病中出现"虚"的感觉,而这种感觉又反过来加强了这种认知。因此,无论在哪里,总能听到广州人用"虚"来描述自己的身体状况，甚至有时会跨越到另一种体系中寻找答案，却不明白到了那儿，连问题本身都不成立。

## （二）多元经验

我的中医教授，她本身是一个针灸师，同时也懂得草药药理。这是一件既正常又少见的事。中国药学主要包括了中医药学技术和中医药学理论两个方面。前者以针灸为主，后者以药物治疗为主，更为广泛运用。但自宋代开始，随着妇女参与到技术性医业，技术性医者地位下降，研究医理的儒医渐渐成为正统。现在各大中医院中，所谓医学泰斗都是典型的学术性药医。到了现代社会，不少综合性医院或者中医院都会设立中医科与针灸科，然而，许多针灸师大多以西医的形式进行诊疗，这是名义上展现丰富的医疗服务，所谓挂羊头卖狗肉是也。

而这位中医师，今年五十有余，在一家综合性三甲医院中的针灸科坐诊。她是整个针灸科病人最多的医生。她的诊室中常常挤满病人。她的病人身患各种疑难杂症，大多可以分为两类，急症和慢性病患者。急症患者大多以面瘫、神经痛为主，慢性病患者大多身患各种基础病、情绪病和疑难杂症。我算是慢性病患者行列。有别于急症患者的来去匆匆，我们这些慢性病患者，几乎每天都会准时到医院报到，久而久之，个个成为针灸科的老熟客，基本都是以年来计算扎针的历程。

这个队伍大约有十个人，男女老少都齐全。有一位患有前列腺癌、一度出现每天腹泻二十二次的老伯，他从一百二十斤活生生地拉剩下九十多斤，现在几乎每天都来找医生做针灸，后来慢慢才有了好转。病人当中大部分阿婆阿伯都是身患多种基础病的慢性病患者。

其中一名年约七十的老太太，可谓是这个队伍中的"司令"。她一早就到，风雨不改。虽然身形肥胖、腿脚不便，还要保姆搀扶着走路，但她可不是唯唯诺诺的老人，随时表现出一种"不可一世"的态度。保姆或护士稍有护理不慎，就会听到她扯大嗓门来教训人。老实说，大部分初相识的人都会以为她为人趾高气扬只有慢慢相识下来，才会发现老太太的真性情。

某次老太太在做针灸的时候，我刚好看到医生在检查她的脚。她的双脚从小腿肚往下一直发黑发胀，怪不得平常走路不利索。医生也开玩笑地抱怨说，老太太脚上的皮太硬，针刺不进去了。后来才知道，原来她曾经患有淋巴癌，做了七次化疗，忍受了平常人难以忍受的痛苦才活了下来。现在总算留着命，但身体也被折磨得变了样。

有好几次听到她的保姆说，每次帮太太洗脚都肉跳心惊，脚上有许多小洞，时不时会流黄水，有道伤口还常年露出肉。听得我也打起冷颤来。老太太可谓是医生的重点治疗对象，为了她的腿想尽办法。敷药、放血、针灸、艾灸，能用的都用上了，但效果都不明显。后来转去了外科做手术植皮。最让人惊讶的是，即使在外科住院，老太太还每天让保姆推轮椅来门诊做针灸。

此外，还有几位中年的女性。一位是中学的生物老师，一位是退休的国企员工，她们除了自己做针灸，还会把自己的孩子带来让医生看病。

对于她们都义无反顾地选择针灸疗法，我感到非常好奇。老太太的惯性选择先不说，另外两位女性，一位受多年西方知识体系熏陶的教育工作者，一位是向往外国文化的知识分子，她们都曾经批判先辈的落后，为何现在又和先辈一样选择了一样"不先进"的医疗方式？

在候诊的间隙，我和她们热烈地讨论起来，虽然她们患有不同的疾病，但几乎都因在求医过程产生对西医的反感而选择了针灸?

"西医根本就没用的，我那时看失眠，看了多少医生，都是安眠药，其他什么都不懂，一点用都没有，我压根没吃那药。一吃就依赖，永远没法好的。后来我自己在医院转，看到针灸科没什么人，自己误打误撞就来这儿看了。"生物老师说道。

"我也觉得是没什么用，整天除了吊针、检查、外科手术，没看到有什么好的。前段时间那个阿伯，教授不是让他别开刀吗，他不听，结果现在变得更差，又后悔了。我当时更年期，整个人就是焦虑，经期那些也不好，时不时出血，西医开的药都是什么激素，我才不吃。后来想起以前奶奶在上海生病就去扎针，我就想着试试呗。结果下午扎完，晚上回去就没出血了。"退休阿姨说。

"那扎针不痛吗？居然你们可以忍受这么久啊。"我问道。

"那有什么办法啊，自己有病嘛，但是还是值得，现在我比以前好多了。教授帮我调理得很认真，每次都觉得有点改善。中医不似西医，是需要慢慢调理的。不但治病，有时教授边针灸边和我聊天，我都觉得很放松很舒服。"生物老师说道。

"是的，我以前焦虑得不行，来看病的时候整天躲在一边，随时随刻在咬紧牙，现在慢慢感觉好了，关键你每次和教授沟通，她都会调整，中医可以说是根据个人不同的情况不断调整的，有别于西医，同一个病，每个人吃的都是一样的药丸。"退休阿姨说道。

"有些人是发烧啊，一些急症之类的去看西医，你们感冒发烧会看西医吗？"我好奇地问道。

"不会，谁说中医看不好感冒发烧，一样看得好，而且根本没有副作用。西医老是打点滴其实是错的，会破坏人类的内循环。"生物老师立马回答。

"你的意思就是西医是治标不治本的？"我继续问道。

"可以这么说，西医对日常饮食都没禁忌的，偏偏这些就是病从口入的开始，每个人的体质不一样，中医说的就有寒热之分，如果吃了不合适的食物就要生病了。"退休阿姨解释道。

两位女性患者对中西医的见解可谓是极具代表性。她们对于西医过于标准化，将疾病去人化的特点极为不满。的确，在现代医学之下，身体被分解得支离破碎，每个器官都只是孤岛，即使联系在一起，也并非一个国家。医生的治疗过程中也忽视了病人本身的精神状态和疾病观念，两者之间的不平等地位使得病人在疾病中极容易产生不安的情绪。美国精神分析师凯博文（Arthur Kleinman）曾对慢性疼痛进行了长达二十年的研究。他提出，医生必须要明白，治疗是一门关乎人而不仅是身体的科学，要深入了解患者所处的社会环境才能更好地进行治疗。虽然凯博文八十年代曾经来到中国进行研究，但不得不说，对于国内今日如此紧张的医疗环境，这种办法实在难以实行。

当然，从她们对西医的认识也有误解，那些对西药所谓副作用的诟病实质就是认为中药并无副作用，这显然就是预设偏见。而西医抨击长期过量服用中药会导致肾衰竭、硫磺过度熏制中药材危害健康等也是事实。但人们依然选择中医，除了药物、治疗方式以外，我以为，更重要的就是，较于西医以视觉为主的诊断方式，中医的望闻问切更注重结合多种感官经验来解读病人的身体和情绪引起的各种变化，其中以传统医学中的把脉最具代表意义。中医认为，脉络与脏腑相连，故通过脉诊可以了解一个人的身体状况。中医的切脉，"盈"、

"虚"、"滑"、"涩"，实质还结合了听觉。医生从通过病人的脉动来感知身体活着的温度，还需利用听觉探查一动一静之间的变化。

这使得感情丰富、情绪化的病人在和医生接触的过程中，还能对自己的身体有新的发现，这比单纯治疗疾病要可贵得多，因为病人能进一步挖掘出身体的意义，并感到确实的存在感。我细心留意针灸师是如何问诊的。她每日一早到诊室，除了准备诊病工具，还会开始播放让病人放松的轻音乐。诊病期间，她与病人的对话可谓是事无巨细，引导病人留意病症乃至生活种种迹象，不放过任何病症的蛛丝马迹，甚至会关心病人的情绪。长此以往，病人便更积极参与到医疗的过程中，而非只是一个待定的数字在这方面，正是科学理性的西方医学所缺乏的。

其实不仅仅是在中国，即使在欧洲，民间医学如萨满巫医、驱魔师、东方针灸师等依然在当地人的生活中占有非常重要的地位。不同的医学体系之间，讨论优劣之分并无意义，要知道，所谓的科学也并非凭空捏造，也是与社会文化意义息息相关的体系，因而，我们应该要更多地关注不同医疗体系背后各自的价值体系和实践行为的差异。它们既非相辅相成，也非相互冲突，而是处于不同的身体世界，代表着不同的身体和疾病的理解方式。

# 真 实 的 人 类

　　大卫·勒布雷东，如果身体真的是一台机器，它将不会多变、衰老，也不会死去，而所有身体的组成"零件"都是可以被修改、矫正的，损耗后还可以被替换成性能更加完善的零件，就像钟表一样显示时间，却不受时间的影响。

　　将患病的身体视为机器一般进行自由拆分和重组，无疑是现代医学身心二分论出发后，在身体和精神的分岔路口越走越远。非自然的物质开始攻占活生生的身体，他者的身体渐渐与自我融为一体。人的完整性受到史无前例的挑战，我们一边批判身体机械论忽视了身体所带有的生物性和社会性之双重事实，一边将身体作为科技与人共同进化的实验场地，拆卸、重组、再生。

　　随着科技的发展，生物基因工程、人工智能对"人类"的概念发起一轮新的挑战。这不是机器获得人类思维能力的简单进化，而是我们，将最终成为科技与自然具有不朽之躯的混血儿。

## （一）成为自我的他者

自从做完手术，无论过了多久，每晚洗澡的时候我都会下意识地摸摸胸口长达十厘米的疤痕，似乎可以摸到皮肤下一节节在骨头上的突起。看来那条铁丝已经在不知不觉之中和胸骨纠缠在一起了。我忍不住幻想，医生是如何用锯刀把胸骨锯开，切除胸腺后，再用不锈钢丝像缝衣服一样缝起来。从今以后，曾经在我身体内受血液滋养的器官成为一团死肉，而一条冰冷的不锈钢却名正言顺成为我身体的一部分，我们一起吃喝玩乐，共度悲欢离合，直到岁月经年，化成白灰为止。噢，不对，它是火烧不死、永垂不朽的非自然生物。

每当想到这里，我都很难坦然接受身体存在的异物。也许正是出于这个原因，我的伤口愈合得很慢。这对于护士或者医生来说是一件微不足道的事，比起那些骨头打钉子、换髋关节，甚至是器官移植的病人来说，我似乎在无病呻吟。无可否认的是，外科手术曾经以神奇的手法拯救了无数病人的生命，但他们没有被真正治愈。

外科手术打开了身体，切去了功能残缺的器官，植入健全的器官或人工仪器。这代表了典型的现代医学思维，疾病不是一个具体的人在具体的时空中所经历的痛苦，而是一个器官所引起的功能变化。这忽视病人作为一个主体，乃至身体自有的整体性联系。

一旦身体被打开一个缺口，自身的免疫系统就会开启自动防御机制，这使得新移植的器官受到排斥，为了加快身体对异物的接受，只能降低免疫系统的防御能力，吊诡的是，免疫抑制剂在降低身体免疫力的同时也使得身体置于病菌肆意攻击的境地，从而加重免疫系统的负担，甚至导致其他器官病变。从来只是说身体如机器，却不会说机器如身体。机器稳定，可以抵抗死亡。但身体不能摆脱死亡的魔咒。

身体远远不只是一架机器，可以被随意拆卸重装，而是一个整合的有机体。更有甚者，被隐藏的精神性如鬼魅一样时刻围绕在身体的生活中。在社会关系中，身体更不是一个单纯的生物，而是社会关系的基础。在身体中植入他人器官或人工仪器，其承载着原有身体的社会属性和价值一同进入新的身体，这会引发更深一层的自我认同危机。

我来出一道数学题，你今年是四十五岁，你接受了心脏移植，这个心脏的拥有者今年二十五岁因车祸死去，那么，在你四十五岁的身体内植入一个二十五岁的心脏，你今年是多少岁？我想，暂时没有数学家能说得清这个问题。走进了他者的自我身体，只能终日游离在生死之间寻找答案。

我在病房遇到一位曾经做过肝脏移植手术的阿姨，她每天挣扎在自我分裂的边缘。床前的挂牌明明写着四十三岁，可看着她面容枯槁的样子，十足是祥林嫂的形象，起码是六十岁的光景。被疾病影响而下垂的眼睑，使得她原本无神的眼珠更加浑浊不堪。又黑又厚的黑眼圈连国宝见到也自叹不如。

每次从她的病房走过我都看到她坐在门口，紧闭双眼，脸颊咬得发抖。我仔细地端详着她的脸孔，忽然，紧闭的双眼死死地盯着我看，吓得我立马要逃。她却示意我在旁边坐下。我战战兢兢地坐在她的身旁，一股油腻的雪花膏香味飘来。

她突然说起话来。


**"我每晚都做梦。各种各样的梦。见到很多不认识的人，去了很多**

没去过的地方。我还听到有人喊我，但那不是我的名字。他们要拉着我不知去哪里，我很害怕。鬼要来抓我了。我知道他们不会放过我的。"

　　她根本不是在和我说话。她只是在说话。后来我听她的女儿说，自从做了肝脏移植手术之后，女人没有一个晚上不做梦，还经常说梦话。去医院检查却没事。但整天说有鬼。道士也请了，和尚也请了，一点效果都没有。后来又得了现在这个病。普通人遇到这样的事情，都会感叹，福无双至，祸不单行。但女人一直认为，这是身体移植的那个肝脏在作祟。它带着原有的身体经验进入后，扰乱她本来的生活，女人甚至怀疑，这个肝是死人的。所以鬼才一直缠着不放过她，还让她又得了病，累及眼肌。尽管她现在表现在眼睛的病状与眼睛本身无关，但她的判断显然与中医里"肝开窍于目，肝受血而目能视"的说法有关。

　　子不语怪力乱神。即使闭口不谈鬼神，它们一样存在于人的心里面。无论是鬼还是神，折射出的都是人从现实生活出发延伸到对死后世界的想象。无论现代社会如何宣传科学文化，但经历了波折重重的历史事件之后，没有人敢再对传统文化随便动刀。随着文化复兴的思潮越演越烈，错位的中国传统文化潜藏在现代社会中，时刻左右着人们的思维模式。

在儒、释、道"三教合流"的影响下，中国人对死后世界的描述特别生动。其中最为基础的一种认知便是，有别于现代医学，死亡，不是一个人生命的终结，而是另一种形式的生活之开始。这种超自然的生命形式可以介入到生者的生活之中。拒绝接纳来自他者的器官，必然会引起身体的紊乱。这样就可以解释为何女人在做了移植手术之后一直心神不灵的原因。

于是，身体，在传统文化和现代医学的张力中几近崩溃。这是不同思维模式强行嫁接的必然结果。正如葛兰特（Marcel Granet）所言，有别于西方的"从属思维"（subordinate thinking），中国传统的思维模式是"关联思维"（correlative thinking），认为人的命运与自然存在一一对应的关系，将世界当作是一个和谐圆满的整体机构。理性主义的现代医学却把身体的象征意义完全忽略。

作为现代医学手段的移植手术只是挽救了一个即将衰竭的身体器

官，但不能解决甚至没有意识到身体被他者介入后所带来的精神困扰问题。这不仅是出于中国人对现代科学文化既接受又排斥的复杂情绪，更是这种手段忽略了身体的双重属性而引发一系列的道德危机所致。

## （二）赛博格[11]时代

肝脏移植病友的经历让我反复深思，假如身体器官带有生活经验和文化价值，会扰乱病人的后移植生活，那么，如果植入的不是带有强烈社会属性的身体器官，而是无性别、无年龄、无国籍的机器呢？机器是否能够做到无缝植入呢？

在病房中我极少遇到身体植入机械仪器或肢体的病友，只是有一次偶尔在公交听到一位老伯和年轻男子的对话。对话的内容无外乎是生活近况，其中最让我印象深刻的便是老伯对男子称，自己身体中的心脏起搏器为"死物"。我不禁会心一笑，我的身体内也有一条"死物"。显然，机械有别于人体器官所带有的社会属性，它所具有的"隐匿性和异物性"却使之始终与自我保持疏离。

毫无疑问，向人类身体植入辅助的机械仪器，可以使得人类在外部空间的生活能力得到加强。而有赖于科学技术的不断发展，技术对人的进攻远远不止于此。人体内植入的将不止有心脏起搏器，更有 3D 打印的肺部、肾脏和胃，那么，身体内拥有超过一半以上人工造物的人，是否还能被称作为"人"。当我们对人类的概念进行重新思考之前，这不得不让人想起另一个名词——赛博格。

早在二十世纪六十年代，两位美国航空航天局（NASA）的科学家，基于对航天员的身体训练以克服生理机能的不足，曼弗雷德·克莱因斯（Manfred E. Clynes）和内森·克兰（Nathan S. Kline）提出一个新的概念：通过科技对人的身体进行强化，从而适应有别于地球且更为复杂艰难的生存空间。从这一概念的诞生可见，随着探索宇宙的步伐加快，与机器之间的关系变得日益亲密是人类必然的发展命运。在当时，这一概念的提出引发了极大的争议和恐慌。

时至今日，赛博格早已渗透到我们的生活当中，尤其是广泛地应用到医学领域。那些身体内装有心脏起搏器、机械义肢的人就是赛博格无疑。而《攻壳机动队》、《机械战警》、《黑客帝国》等科幻小说、电影的大量传播反映了人们开始思考未来世界中人与机械的关系。也许这些影片中所表达的概念过于悲观，但它们描述的世界离现实世界并不遥远。在现实生活中，赛博格正在打破人与自然、人与机械之间的界限，甚至打破物种之间的界限。正如唐娜·哈拉维（Donna Haraway）[12] 所言，赛博格具有打破社会界限的意义。她寄望于赛博格能构建一个多元化、界限模糊的社会。

可见，赛博格所具有的丰富内涵也远不止与仿生学或医学上辅助人类身体机能重建的应用，而是具有自由意识的有机生物。一些曾经被认为是不能实现的技术，战胜人类的 IBM 计算机沃森、通过探测人类脑波为使用者自动选择音乐的耳机、实现死后复活的人体冷冻技术、在瘫痪病人大脑植入仪器，实现对机械义肢的控制、2014 年巴西世界杯上，穿上脑控外骨骼"机器衣"的瘫痪男孩通过意念踢出开赛一球等脑机界面技术（BCI）已经逐渐拓展人类对科技认知的界限，并逐渐成功地应用到医学中，并成为现实生活中的常态。在美国，甚至有许多人在自己的身体上植入各种芯片，身体力行把自己改造成名副其实的赛博格。

"人类是唯一可以 XX 的动物"这一论断已经不断被重写。使用具有语法规则的语言、使用工具等已经不再是人类所拥有的特性。现在只剩下"独立思考"这一能力，它是人类自信能成为世界统治者的资本，因而"无脑"的机器人也被其诟病。相较于经历了五百万年进化的人类，从单纯的肉身演变为半人半机器的生物只是数十年的光景，且在 2014 年一个名为"尤金·古斯特曼"（Eugene Goostman）的人工智能程序首次通过了图灵测试（Turning Test），那么三十年后，人类将大脑的内容上传到替身的机器人中，使它们成为有意识和人格、能够独立思考、有丰富情感表达能力的赛博格也将不是一件疯狂的事吧。

　　俄罗斯有一名千万富翁、年轻有为的媒体巨头提出了一个名为"2045"的计划（2045 initiative）。他希望到了 2045 年，能大量生产高性价比的机器替身（avatar），人类可以把大脑的内容上传到这些替身中，使它们成为具有意识和个性的赛博格。也许有人会产生疑问，赛博格是具有有机体特性的，但虚拟替身只是机器人。

　　的确，机器替身只是无机体，但将有机体的意识转化为数字备份到无机载体上，使之活化为具有完整意识和独立个性的生命体，这就是一种有机化的过程。这种新型的赛博格，更为优胜之处在于，其无机的身体可以抵御时间的侵蚀，免受疾病折磨，远离衰老永葆青春，乃至永生。也许有人担心，机器替身会完全占领地球，人类也最终会灭亡。哈拉维的观点或者能打消这样的担忧，人与机器等有机结合的生活早已扎根在日常生活之中，最简单的例子就是眼镜、手表等，更为极端的例子就是衣服。只是我们极少从这种角度来理解。总而言之，人从来都不是"自然"的人。

不难想象，一旦这个计划真的可以实现，那么致力于延长人类寿命的医院会否转变成为人类维护买到的机器替身？曾经困扰人类几百万年的永生问题终于得到了解决，科技，为人类创造出"第二个自我"，但永垂不朽的不是人的身体，而是人的灵魂。也许有人会感叹，我们还是没有走出身心二元论的怪圈。让人感到疑惑的是，机器替身与本体的意识之间的关系并不明晰，精神会随着身体对外界的感知而发展，那么上传到机器替身中的"灵魂"能否自我进化，反之，促使机器替身如身体一样去感知世界？退一步思考，为了尽早适应机器替身，我们是否应该在什么时候上传意识？还是像素子一样把意识上传到网络上游走换言之，机器替身能否代替人类的身体？而人类是否会沦为生产意识的身体机器？尽管现在确信机器替身可以做爱，但会否相爱却难以回答。

但可以确定的是，在未来时代，绝对不是由 iPhone 等智慧手机、Facebook 等社交网络或者可穿戴设备等新潮小玩意组成，而是赛博格开启的一个界限模糊时代。随着虚拟和现实的混合，人类和智能型机器人、机器替身共同生活，这本身就颠覆了西方传统的二元论：自我／他者，身／心，社会／自然人，男／女，进步／落后，主动／被动，整体／部分等。对于身心合一的东方肉身观来说，也是一个巨大的挑战。在主体边界越发模糊的时代，身体是人存在的前提，是承载人的身体之媒介。要了解身体，就必须重新界定人的概念。

瑞典哲学家、牛津大学人类未来研究院主任尼克·博斯特伦（Nick Bostrom）提出"后人类"（posthuman）的概念。简单来说，所谓的后人类就是无需通过新的技术手段获得比现今人类极限所获得更长寿命、更强认知能力和更丰富情感能力等。多变、不确定的身体在未来时代将会成为稳定、可控的实体。从布斯特伦的观点中，我们可以获得一点启示，出于对死亡的否定和焦虑，人类，变成仅仅是一种存在方式，那么，未来人类的身体，将不再有肉体腐烂、衰败的味道，取而代之的是硅基式的完美触感。

可以永生的未来到底是怎么样? 理查德·布劳提根（Richard Brautigan）[13] 早就告诉我们了。

《在可爱仁慈的机器注视下的一切》

我喜欢想象

（越快越好！）

一个控制论的草原，

那里，哺乳动物和计算机

在互助的程序下

和谐地生活在一起，

就像纯净的水

触摸晴朗的天空。

我喜欢想象

（立即，请！）

　一个控制论的森林，

到处是松树和电子设备，

那里，鹿儿平静地漫步

从计算机边经过，

那些计算机就像是

带有纺丝花朵的植物。


我喜欢想象

（必须如此！）

一个控制论的生态，

那里，我们都是自由的劳动者，

被放归自然，

被放归到我们的哺乳动物的

兄弟姐妹之中，

这一切，

都被可爱仁慈的机器

注视着。


(选自《避孕药和春山矿难》

原作名：The Pill Versus the Springhill Mine Disaster

译者：阿齐)

---

11 ---编者注：赛博格，即"电子人"，被定义为依据和运用一定的科学技术、包括电脑对
　　人的身体性能、机能进行的控制与改造，例如安装假肢、假牙、心脏起搏器等，俗称
　　有机械化人、改造人、生化人等。
12 --- 唐娜·哈拉维，美国后现代女性主义学者。
13 --- 理查德·布劳提根，现代美国小说家和诗人。

# 后 记

　　这本书的创作也是我对于书籍、阅读以及出版的探索和发现。自从古登堡印刷术发明至今，纸张和印刷带领人类在知识走进高速发展的时代，书籍开启了人类以视觉为主流的标准化阅读模式。人类视觉经验和功能得到强化和延伸，人类社会主流的媒介都是以视觉为主，通过视觉来解读社会文化，沉浸在视觉盛宴中的人似乎忘记了其他感受世界的知觉，被视觉价值压抑下的听觉、触觉、嗅觉、味觉被强行割裂。

　　来到 21 世纪电子媒介日新月异、来势汹汹的时代，每一款新型电子阅读器的出现都势必刺激人类敏感的神经，当大家都在担忧出版物会否被电子阅读器杀死的时候，其实我们应该感到欣慰，纸张终于可以从媒介中解放出来，还原为一种材质。

　　在我看来，像素与纸张之间并非仅仅是介质的差异。传播媒介的变化足以改变传播的内容本身。人的思维和认知结构也会随之发生改变。在电子化时代，纸质书籍出版预示的是印刷媒介和阅读模式的多样化，阅读不应该只是一个用眼睛阅读文字图片的行为，而是可以用耳朵听书页翻过的声音，用手去触摸纸张的肌理，用鼻子去闻油墨的香气，这是一个唤醒人体共感（synesthesia）的过程。一本好的书籍可以沟通作者和读者，就必要调动共感的细胞，才能全身心地感受到其中的深意。

于是，为了体现本书的主题"发现身体"，激发阅读的共感，我借用"艺术家之书"（artists' books）的概念进行创作。这是从十九世纪开始到上世纪六七十年代非常盛行艺术类别，特别是激激流派（Flux）艺术家利用"书籍"进行创作。结合自己在外科手术中缝线在肉体的经历，这次，我利用各种实验性的手法，将线缝在纸上，以纸喻身，意在让读者体验我的经历与感受，同时利用一种美感和理性完美结合的方式：缝线艺术（string art）与摄影图像结合来进行二次创作。这种建立在数学几何概念上的曲线艺术，是十九世纪期间由数学家玛丽·布林（Mary Everest Boole）发明，起初是为了培养孩子学习数学的兴趣。看似复杂的图案实质非常简单，所有的曲线都是由不同角度的直线组合而成，完美体现了贝塞尔曲线（Bézier curve）的原理。这使得书籍的创作表达和阅读体验更为丰富，从而突出纸质书籍的魅力。尽管最终很难将手工缝制应用到批量印刷的书本上，但我们利用高清扫描还原了线的质感，在触感与视觉之间建立了一种似是而非的张力。希望在阅读的过程中，让人可以发现不同的身体知觉与阅读的联动可能性。

这是本书最后一句话，但一切，才刚刚开始。

写于维港海畔

2016 年 6 月 15 日

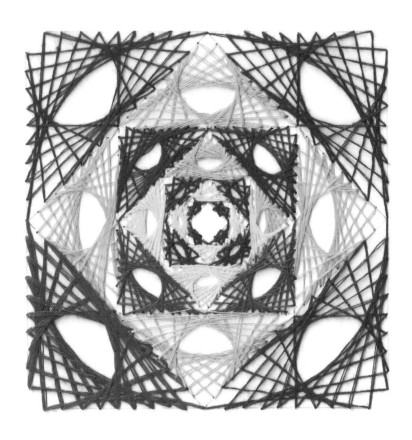

休克时的幻象（左）
方舟（右）

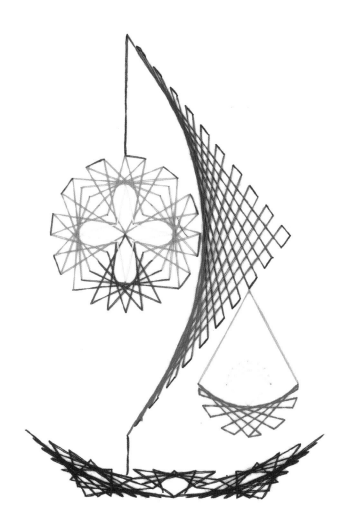

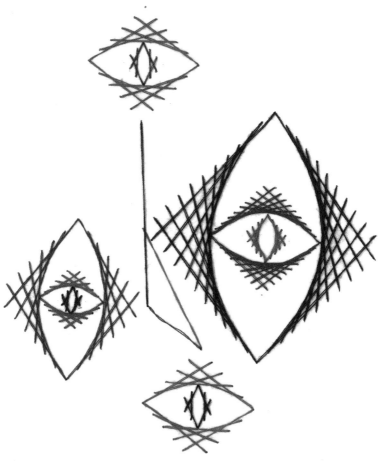

植物人的眼睛（左）

生命树（右）

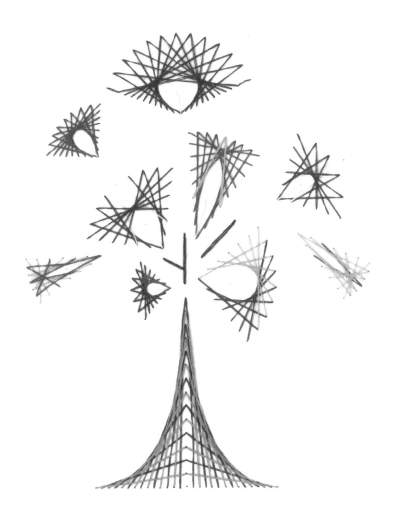

书中出现的复杂线图都是有规可循的，只要了解了基本原理，都能发挥自己的创意进行制作。首先用纸笔进行构思，而后再用针线穿行。尽量选择厚韧的纸张，针线选择普通缝纫材料即可。

　　以下为线图制作的基本单元，所有复杂的图形都是从最基础的步骤开始，图形中全部都是利用两点间直线连接而形成弧面。以等边三角形作为基本单位，将三角形的两条边分为等份，以双数等份为最佳。增加等份可使得弧面更加平整。自一边的对角开始连接对边的点，如此循环即可。利用三角形、圆形、正方形等不同组合可以制作出千变万化的图形。

  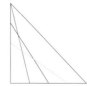

这个就是万花筒图案的基础图形。而这也只是其中一种呈现的方式，只要利用等边三角形的不同组合即可做出各种千变万化的图案来。

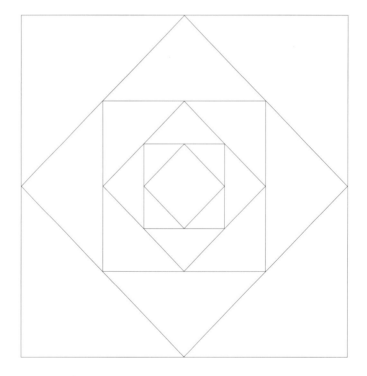

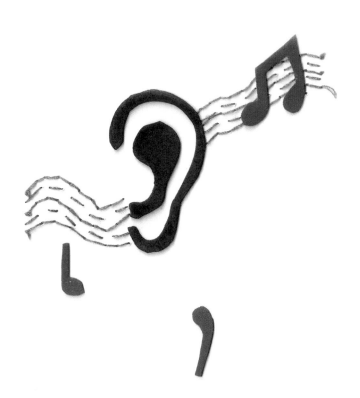

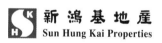
**Sun Hung Kai Properties**

**图书在版编目(CIP)数据**

疾病王国中的身体生活/钟玉铃著.—上海:上海三联书店,
2016.10
ISBN 978－7－5426－5618－6

Ⅰ.①疾…　Ⅱ.①钟…　Ⅲ.①康复医学－普及读物
Ⅳ.①R49－49

中国版本图书馆 CIP 数据核字(2016)第 135483 号

# 疾病王国中的身体生活

著　　者／钟玉铃

责任编辑／黄　韬
特约编辑／职　烨
装帧设计／严惠洲　汪要军
监　　制／李　敏
责任校对／张大伟

出版发行／上海三联书店
　　　　　(201199)中国上海市都市路 4855 号 2 座 10 楼
网　　址／www.sjpc1932.com
邮购电话／021－22895557
印　　刷／上海丽佳制版印刷有限公司
版　　次／2016 年 10 月第 1 版
印　　次／2016 年 10 月第 1 次印刷
开　　本／889×1194　1/32
字　　数／120 千字
印　　张／7.25
书　　号／ISBN 978－7－5426－5618－6/R·97
定　　价／48.00 元

敬启读者,如发现本书有印装质量问题,请与印刷厂联系 021－57687388